Fernand Haesbrouck

Staat de rechtstaat nog recht?

Fernand Haesbrouck

Staat de rechtstaat nog recht?

Het verhaal van een pervers ontspoorde macht

Eerste druk : juli 2017
ISBN: 9789081521338 NUR: 130

Uitgever:
TARCOM BVBA
Cartonstraat 22
8900 Ieper – België
email: fernand@tarcom.be

Tekening kaft: Truus , 2013

In 2007 werd ik de volle eigenaar van 4 kleine, dringend op te knappen huisjes in Kortrijk, nadat mijn moeder afstand van het vruchtgebruik had gedaan omdat ze niet meer in staat was om zelf voor het onderhoud ervan in te staan.

In plaats van 250.000€ te investeren om ze op te knappen, koos ik ervoor om ze allemaal te verkopen, nadat een projectontwikkelaar had voorgesteld om ze te slopen, waarbij ik zou vergoed worden met de prijs van alleen de waarde van de grond.

We schrijven eind 2010, begin 2011.
Start van een loopbaan na mijn 65ste.

Deze uiteenzetting zal aantonen hoe het uitoefenen van vrije meningsuiting kan uitlopen op ambtelijk pestgedrag.

Het gaat over een procedure voor de Orde van Apothekers , op klacht van notoire "onbekenden ", over malversaties voor rechtsmachten , en over perikelen aangaande leegstandsbelastingen die na enkele jaren uitlopen op een de facto confiscatie van je onroerend goed, zonder dat je bij machte bent om eraan te verhelpen .

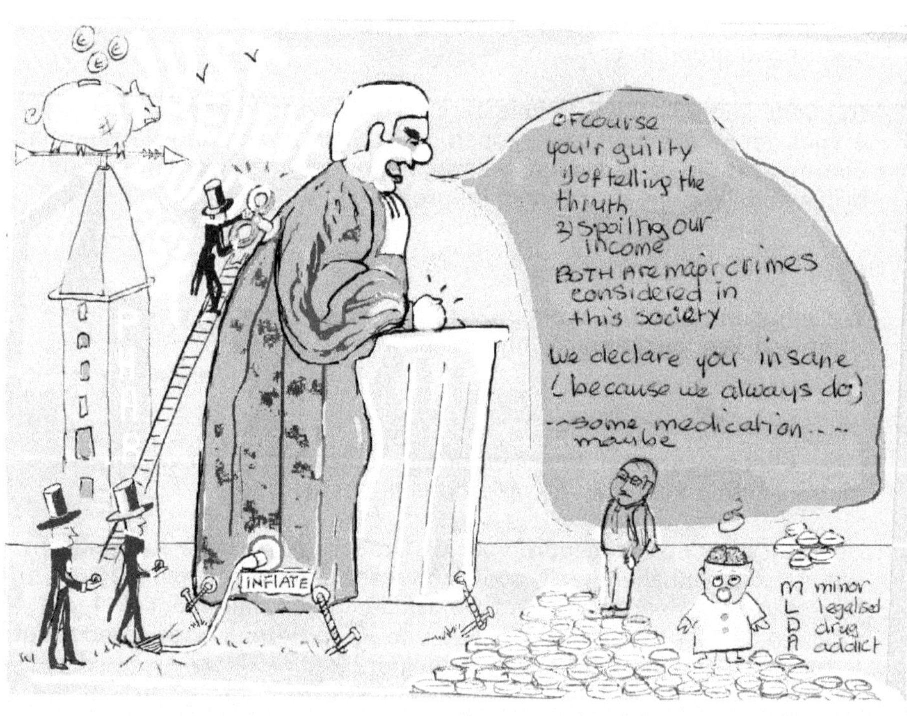
OFcourse
you'r guilty
1) of telling the
thruth
2) spoiling our
income
BOTH are major crimes
considered in
this society
We declare you insane
(because we always do)
--some medication...--
maybe
INFIATE
M minor
L legalised
D drug
A addict

Inhoudsopgave

UITOEFENING VAN VRIJE MENINGSUITING

Op het einde van 2010 maakte ik bekend [1] hoe in 2004 de toenmalige regering een constructie heeft opgezet waarbij de regerende PS (PartiSocialiste) via het promoten en vergoeden van methylphenidaat-gebruik (ADHD-medicatie) een stevige bron van inkomsten kon verwerven voor de eigen partijkas.

Onkelinx bevoorraadt het land met illegale methylphenidaat

Aan de cijfers over mijn website merkte ik dat een en ander vooral politieke belangstelling genoot.

Op 5/04/2011 15:19, schreef xxxxx mij:

Beste,

Op jullie website las ik een gedichtje uit de bundel 'ontmoedering'.
Het noemde 'Ritalientje'.
Ik zou het als basis willen gebruiken voor een kortfilm.
Is het mogelijk mij te mailen wie de schrijver is, dan kan ik haar/hem contacteren.

Vriendelijke groeten,

---

[1] Blad 49

Zonder sokken

Ritaleintje ging uit wandelen,
met twee kleuren sokken aan.
Dat heeft de juf zeer verdroten,
er is direct wat aan gedaan!

De psycholoog heeft autonoom
in 't dossier met rood vermeld:
Dualistisch Sokken Syndroom.
Voor 't consult al vastgesteld.

Een stoornis voor het leven
komt niet meer van ons af.
Wij zullen haar pillen geven,
en ontnemen u 't gezag.

Ritaleintje mag niet wandelen,
nooit gekleurde sokken aan.
De medicatie gaat al werken:
ze gaat zelfs al niet meer staan!

Ons Ritaleintje is overleden.
Psychose bracht haar bij het raam
Op de bijsluiter stond te lezen,
dat het al vaker zo was gegaan.

Van de zevende is zij gesprongen,
zo maar, zonder sokken aan!
Dat heeft de Farmacie gespeten,
weer een stuk omzet naar de maan!

Ons Ritaleintje wou graag leven,
met twee gekleurde sokken aan.
Nu is zij zonder sokken
naar de hemel toe gegaan.

uit: "Ontmoedering"

Omdat mijn correspondent op dat moment een functie bekleedde bij het ministerie van binnenlandse zaken en ik toen nog onwetend was van hetgeen mij te wachten stond, wantrouwde ik het zaakje, vroeg bij vrienden om raad en ontving het volgende antwoord:

Wees voorzichtig en stel je voorwaarden.(geef de identiteit van die schrijfster onder geen beding bloot).
Het zou héél eigenaardig zijn dat de cel informatie en communicatie van Binnenlandse Zaken ook maar iets met dit thema zou gaan doen...

Het is eerder een soort softe spionagedienst (zoals de AID –SGI = Algemene Inlichtingen Dienst/ Service générale des Renseignements - in het leger waar ik in 1967-68 mijn legerdienst doorbracht op het Daillyplein naast de generale staf van het Belgisch leger: was een zéér softe inlichtingendienst). Het is mogelijk dat ze een vermoeden hebben ivm die schrijfster en haar precies willen treffen.

Als ze dat filmpje ook willen maken zonder dat ze contact met de schrijfster moeten hebben, dan heb je zekerheid dat het geen 'valstrik' is.
Probeer hen vriendelijk te omzeilen in die vraag naar de schrijfster... en dan zal je wel zien of het ernst is of niet.

Mijn aanvoelen is (voor bijna 100% zeker) dat ze op die manier de identiteit van die schrijfster willen achterhalen omdat ze ergens iets vermoeden ... of dat ze jou willen treffen.

Tot zover mijn tweede correspondent.

ORDE VAN APOTHEKERS IN GANG GEZET

12 april 2011:
Een week later dus, komt er wel duidelijkheid over het maken van een 'kortfilm'.

Op 18 januari 2011 immers, had de Hoge Raad van de Orde van Apothekers via een email een anonieme klacht tegen mij ontvangen en word ik gedagvaard om voor het bureau van de Orde van Apothekers in Brugge uitleg te geven.

Omdat geen details werden verstrekt, vraag ik wie de klager bij de Hoge Raad van de Orde van Apothekers is en welk belang de klager kan aantonen om mij door de Orde veroordeeld te zien.

Ik weiger te verschijnen op 20 april als ik mij niet kan verdedigen op basis van deze ontbrekende gegevens.

2 mei 2011: Nieuwe oproeping om gehoord te worden op 5 mei 2011, zonder de gevraagde verduidelijkingen en ik verschijn niet op 5 mei.

7 mei 2011: vonnis [2] in Breda: "ADHD-diagnose is in strijd met kinderrechtenverdrag VN".
De geldstroom naar de PS-partijkas komt in gevaar.

In de regel reageert de Orde alleen met deontologische (zware) sancties, wanneer vooraf een gewone rechtbank eerder een strafbaar feit heeft vastgesteld en gesanctioneerd.

3 september 2011 : Dagvaarding door de Orde van Apothekers om vrijwel meteen te verschijnen en reeds berecht te worden door de raad op 12 september 2011.

---

[2] Blad 53

Er was haast bij!

Werd de Orde door de anonieme klagende partij ('een hogere instantie') onder druk gezet om in te grijpen?

5 september 2011: Ik vraag een maand uitstel omwille van de kleine tijdspanne om mijn verdediging voor te bereiden.
Krijg geen antwoord en dus verschijn ik niet.

6 oktober 2011 : Betekening van de beslissing van de provinciale Raad van West-Vlaanderen bij verstek: tuchtstraf van de berisping.

Maar, terug naar de verkoop van de huisjes.

29 juli 2011: Het vierde - en laatste - huisje, Veldstraat 142, Kortrijk heeft een koper en het verkoopkantoor vraagt om de door de koper getekende overeenkomst mede te ondertekenen.
Een opgezet lokmanoeuvre.

Op dat ogenblik echter was ik mij van geen kwaad opzet bewust.
Pas later werd duidelijk op welke manier de vastgoedmaffia in dit land te werk gaat.

Op 29 november 2011 :
Ten laatste op die dag had de akte van verkoop (4 maanden na de koopovereenkomst) van het laatste huisje, Veldstraat 142, door notarissen verleden moeten worden.

Maar, toen kwam de aap uit de mouw : de koper zou problemen gehad hebben met zijn bank, waardoor het verlijden van de akte langer duurde.

Dit was alvast de uitleg die de agent van het kantoor gaf, bij het verlijden van de akte van het derde huisje, op 27 januari 2012.

Meteen daarna , in de laatste week van januari 2012, onderga ik een tsunami van politieke vriendaanvragen op facebook.

Op 1 februari 2012: een bericht van mijn notaris waarbij het verlijden van de akte zou doorgaan op 10 februari 2012.

De avond voordien echter werd de zaak afgeblazen, zonder opgave van redenen.

Immers, op 5 februari 2012 piekte mijn nieuwsbrief 459 [3], die tot op vandaag nog steeds nummer 1 staat op basis van de bezoekersaantallen.

14 februari 2012:
Oproeping voor de zitting Hoge Raad van Beroep Orde der Apothekers, zitting gepland op: 16 februari 2012.

15 februari 2012: op vraag van de notaris van de koper antwoordt mijn notaris dat mijn broer en mijn zus binnen de gestelde termijn, bij de griffie van de rechtbank van eerste aanleg **de nalatenschap van de intussen overleden moeder hebben verworpen**.

Waarde Collega,

Fernand en Emiel Haesbrouck hebben verzaakt aan de nalatenschap van hun moeder (rb van 1° aanleg Kortrijk op 7 november 2011)

Rita Haesbrouck op 26.01.2012 dixit Vandenbulcke haar echtgenoot.

Laatstgenoemde beweert met uw kantoor in contact te zijn geweest en dat het besluit zou zijn dat er geen verdere verklaringen meer moeten afgelegd worden noch ondertekend.

Indien dit zo is, verzoek ik U voorstel van dagstelling te willen doen.

Confraterneel,

[3] https://www.adhdfraude.net/pdf/NB459.pdf

Dezelfde dag: 15 februari 2012: bericht van een filmregisseur uit Amsterdam.

> *Beste Fernand,*
> *Ik heb het e.e.a. van Theo ontvangen, ik begrijp dat u of een medewerker(ster) van u op de zitting moet zijn, en om uitstel kan vragen. Maar gaat u uw zegje doen, of alleen om uitstel vragen? Kan ik het filmen?*
> *Kunt u het me laten weten?*
> *met vriendelijke groet, Roy Dames*

16 februari 2012: Zitting van de Raad van Beroep Orde van Apothekers wordt verdaagd naar 31 mei 2012.

21 februari 2012 : Notaris (met sterke bindingen aan de farmaceutische industrie) vraagt dringend advies aan het notariaat over het opstellen van een akte.

21 maart 2012 : Intussen blijft die notaris weigeren de akte te verlijden en pleegt chantage, door te eisen dat mijn broer, mijn zus en ikzelf een document zouden tekenen die impliciet de negatie zou inhouden van de reeds geacteerde verwerping (november 2011) van de nalatenschap van de moeder Agnes Huyvaert.

Mijn broer en zus weigeren op hun verwerping van de nalatenschap terug te keren.

29 mei 2012: bericht van de filmmaker uit Amsterdam.

> *Beste Fernand,*
> *Heb gebeld naar de Orde en die zei me dat de zitting niet openbaar was en dus niet gefilmd kan worden. Weet u een manier om toch te filmen?*
> *groetjes,*
> *Roy*

(Wettelijk zijn de zittingen van de Orde in beroep, wel openbaar, KB nr.79 van 10/11/1967!).

31 mei 2012:
Zitting van de Hoge Raad van Beroep van de Orde van Apothekers in Brussel.

De identiteit van de anonieme klager wordt - alleen mondeling - bekend gemaakt.

Een en ander raakt duidelijk na heel wat speurwerk en via 'een gunstige wind' kon ik onder deze kop op 3 juni 2012 mijn bevinding publiceren samen met een tekst afkomstig van Marc Grammens.

De anonieme klager wordt gelinkt aan personen die genoemd worden in het dossier van Dutroux.[4]

Orde van apothekers klem in pedofiliemoeras DiRupo

beschikbare feiten en aantijgingen.

Geheel afgezien van de strafbare feiten, wat hierover te denken? Dit schreef *Manu Ruys* over Di Rupo in *De Standaard* van die dagen (22.11.96): "De nummer twee van de regering (Di Rupo, in de regering-Dehaene) is een 45-jarige man die over macht, prestige en geld beschikt, nachtelijke bars frekwenteert, intieme relaties zoekt met sociaal zwakkere jongeren, en vragen naar hun leeftijd ontwijkt of niet relevant noemt. Ook als het niet om minderjarigen gaat, blijft de politieke vraag of zo'n man als vicepremier het land en de koning kan vertegenwoordigen. Het gerecht werd in zijn eer en reputatie gekwetst. (...) Het is de regerende coalitie die verkrampt en beschaamd zijwegen opgaat om de positie van het kabinet te redden".

Wil een land door zijn keuze van de eerste minister geassocieerd worden met iemand die vluchtige seksuele kontakten onderhoudt met minderjarigen? Iemand die in zijn vrije tijd het nachtleven van Brussel, Luik of waar dan ook, opzoekt, - iemand die, los van schuld en onschuld, in zijn privé-leven politiek onaanvaardbare risico's neemt, die dus een milieu frekwenteert dat misbruik kan maken van zijn kwetsbaarheid? Iemand die gechanteerd kan worden?

---

[4] Blad 85

Meer concrete gegevens over de betrokkenheid van de gewezen eerste-minister raakten bekend, processen-verbaal konden zo van internet worden geplukt, terwijl de overheden in dit land nogal achterbaks alle 'lekken' dichtgooiden.

Na bijna 20 jaar (18 oktober 2015) lichtte een oud-kamervoorzitter in de " Weekend krant" een klein tipje van de sluier die rond deze affaire nog steeds hangt.

"Di Rupo sprak maanden lang niet met mij"

Hebt u geen spijt van uw voortvarende uitspraken over Elio Di Rupo in 1996 toen hij van pedofilie beschuldigd werd? Toenmalig premier Dehaene was razend op u.

Nee, ik heb toen alleen openbaar gezegd wat al in de kranten verschenen was. Ik was de leider van de oppositie, hè. Dat was een eigenaardige zaak. (*denkt na*) Er is toen zelfs beraadslaagd over de opheffing van zijn onschendbaarheid. De Kamercommissie heeft dat geweigerd. Wat er van die zaak aan is, weet ik niet. Dat dossier zit opgeborgen in de archieven van de Kamer. Ik heb dat nooit willen inzien. Nochtans kan elke Kamervoorzitter dat doen. Nu, Dehaene wou natuurlijk zijn regering redden en dat zelfs tegen een zeer hoge prijs. Di Rupo heeft na die zaak maanden niet met mij gesproken. Dat is uiteindelijk wel goed gekomen.

20 september 2012:

Zitting Hoge Raad van Beroep in Brussel.

Toen ik de intussen bekend geraakte identiteit van 'anonieme' nader wou toelichten, alsook de link met de klagende 'hogere instanties', werd de spreektijd abrupt afgebroken, en was de zitting voorbij.

Uitspraak gepland op 18 oktober 2012.[5]

---

[5] Blad 55

DE GEWONE RECHTSMACHT INGESCHAKELD

6 juni 2012 : **drie** dagen na de bekendmaking van de drijfveer van de anonieme klager bij de Orde van Apothekers.

De koper eist schadevergoeding en eist betaald voorschot en het zogezegd 'betaald' registratiegeld terug.
Hij dagvaardt mij voor de rechtbank van eerste aanleg te Ieper.

16 augustus 2012: Notaris van de koper meldt per fax dat de verkoopovereenkomst nog niet werd geregistreerd, maar 'bevrijdend' werd 'opgevraagd om taksen en boeten te vermijden.'
In de volgende zin van het bericht staat letterlijk :'OOK' de notariskost werd nog niet betaald.[6]

24 oktober 2012: Betekening van de uitspraak [7] door de Hoge Raad van Beroep van de Orde der Apothekers: "VRIJSPRAAK".

26 november 2012: Rechtbank te Ieper bepaalt rechtsdag (zitting gepland op 21 maart 2014) en organiseert uiterste data om conclusies neer te leggen.

Alleen mijn advocaat legt conclusies neer, de advocaat van de koper stuurt NOOIT besluiten en zal op de zitting zelfs niet verschijnen.

27 december 2012: Notaris van de koper vraagt aan mijn broer, mijn zus en ikzelf een door hem opgesteld document te ondertekenen dat verwijst naar een erfenis (terwijl die erfenis door alle drie is verworpen - griffie RB Kortrijk) en naar een last van een schenking.

Die genoemde " last van een schenking " (van november 1975) ging evenwel over een "recht", dat beperkt was in de tijd : ten laatste zes maanden na het overlijden van de langstlevende ouder.

Het recht was door geen enkele begunstigde gebruikt, waardoor er bijgevolg voor niemand sprake was van een 'last'.
Alle rechthebbenden hadden bovendien uitdrukkelijk te kennen gegeven dat ze van dat recht ook geen gebruik wensten te maken. De bedongen termijn was verstreken.

---

[6] Blad 24

[7] Blad 55

Men zwaaide met een lange en moeilijke tekst door het notariaat uitgebraakt en dat niet voor de rechtbanken mocht gebruikt worden, maar alleen diende om het mandement van de notaris bij alle betrokkenen kracht bij te zetten.

De man begrijpt nog steeds niet dat wanneer drie rechthebbenden binnen de gestelde termijn verzaken aan een recht tegenover elkaar, dat er dan voor niemand van de drie sprake kan zijn van een last.

Eenzelfde mank redeneervermogen die blijkbaar vlotjes ook bij rechterlijke instanties kan overgebracht worden.
Duidelijk dat op alle juridische echelons eenzelfde redeneervermogen heerst.
Waarom studeren die dan nog?

Uiteindelijk kon die komedie ontmaskerd worden, wankelde de stelling van de meester, maar zonder te verpinken bleef het zinloze chanteren doorgaan.

Het manoeuvre van de heren notarissen was duidelijk: met die tekst wou de notaris een instrument in handen krijgen om de verwerping van de erfenis op de helling te zetten en een lucratief, tijdrovend juridisch circus te organiseren.

Er mocht aan de door de notarissen gedicteerde tekst immers geen letter veranderd worden.

Notarissen spelen graag rechtbank.
Ze zijn echter organen van de federale uitvoerende overheid.
Ze hebben geen rechtsmacht. En dan wordt snel duidelijk welke heren ze moeten dienen .....

21 januari 2013: Ik stuur een email naar mijn advocaat en mijn notaris.

> *Hier is waarlijk een uitputtingsslag gaande, waaraan een einde moet gesteld worden. Ik ben dat spelletje meer dan beu. Vandaar.*
>
> *Ik wil een procedure, nu meteen, waarbij die notaris uit XXXX verplicht wordt om binnen de 48 uren en op straffe van een dwangsom, aan te geven welke wettelijke feiten*

en welke belanghebbenden de koper, door de aankoop van de eigendom Veldstraat 142 te Kortrijk, in gevaar zouden kunnen brengen.

Concreet:

1° de wettekst citeren , die het wenselijk maakt wat hij van de drie kinderen van de nalatenschap xxxxxx verwacht , nu ze die nochtans alle drie zuiver verworpen hebben. Bovendien moet hij de feiten weergeven, die hem ertoe brengen die wettekst op dit geval van toepassing te achten.

2°Concreet aantonen welk belang van welke " derden " met die démarche gevrijwaard zou worden. Ook aantonen op grond van welke wetskrachtige teksten die zogenaamde derden aanspraak zouden kunnen maken op onze verklaring.

Het is de beroepsplicht van een notaris daarover duidelijkheid te verschaffen. Anders oordelen komt erop neer dat notarissen private burgers kunnen verplichten tot nutteloze en zelfs schadelijke verklaringen.
Belgische burgers hebben namelijk het recht een nalatenschap te verwerpen en daar alle gevolgen van op zich te nemen.
(Erfgenamen die verwerpen worden geacht nooit erfgenaam geweest te zijn.). Art784,BW.

Als een notaris verzuimt die verduidelijkingen te verstrekken en toch eist dat personen in authentieke akten, waarbij ze niets te maken hebben, verklaringen afleggen die ze niet wensen af te leggen, dan kan dit als een plichtsverzuim bestempeld worden.

Bovendien moet uitgezocht worden of het chanteren met tuchtprocedures tegen xxxxx een wettelijke en deontologische manier is om belangen te dienen van personen of instanties, die xxxxxx duidelijk wil verborgen houden.

Fernand Haesbrouck, 21 januari 2013

28 januari 2013 : De koper stelt voor afstand te doen van de eis tot ontbinding met terugbetaling van het voorschot en af te zien van de eis tot schadevergoeding en gerechtskosten, om de zaak in der minne te regelen.
Ik ben meteen akkoord, maar er gebeurt niets.

31 januari 2013: advocaat van de koper stuurt geen besluiten naar de rechtbank te Ieper.

11 maart 2013: koper is opnieuw in onderhandeling met de bank en stelt voor om de verkoop toch te laten doorgaan.
Ik ben meteen akkoord, maar er gebeurt niets.

30 april 2013: advocaat van de koper stuurt OPNIEUW GEEN besluiten naar de rechtbank te Ieper.

Het vermoeden groeit dat hier een fantoomkoper aan het werk is.

2 mei 2013: nieuw voorstel van de koper.
Ik zou de woning opnieuw moeten verkopen, verhoogd met de registratierechten (tenzij ik die kosten zelf zou vergoeden aan de tegenpartij.
Noteer dat door hem nog helemaal niets werd betaald. (zie 16/08/2012, fax van de notaris)

Geachte collega,

Bij de terugkeer uit ons verlof nemen wij kennis van uw onderstaande mail.

Ik kan u meedelen dat het compromis tot op heden nog niet werd geregistreerd.
Het enige wat wij gedaan hebben, is de nodige registratierechten opgevraagd bij de heer Demeulemeester, en deze tijdig geconsigneerd op een rubriekrekening op ons kantoor, teneinde te vermijden dat er boetes of interesten zouden beginnen lopen.
De betaling in hoofde van een openbaar ambtenaar, wordt immers als bevrijdend beschouwd (cfr. *F. WERDEFROY, Registratierechten 2010-2011, nummer 195, pagina 186)*.

Een registratierelaas kunnen wij u aldus niet bezorgen.

Ook de notariskosten werden nog niet betaald. In werkelijkheid gaat het om een raming van "te betalen kosten, rechten en erelonen, in geval de akte niet wordt verleden".

Met confraternele groeten,

Dit gaat te ver.
Hier steekt de notaris stokken in de wielen en wil aan die zaak meer dan 10.000€ verdienen.

Immers uit een eerder bericht van het notariskantoor bleek dat het registratiebedrag opgevraagd was, maar net als de notariskost OOK nog niet werd betaald.

Vanaf hier start een soap onder de regie van het notariaat, die een immense invloed laat gelden zowel op bestuurlijk als op rechterlijk niveau en het zich kan veroorloven de afdwingbaarheid van artikel 1583 BW straffeloos aan de laars te lappen.

LEEGSTANDBELASTING OF SLUIPENDE CONFISCATIE ?

Het middel : jaarlijks een progressieve leegstandsbelasting heffen op het huis Veldstraat 142 te Kortrijk, op een moment dat de betrokkene geen eigenaar meer is na de verkoopovereenkomst van 29 juli 2011.

Ondertussen ligt het geschil bedolven onder juridische procedures. Elk bezwaar tegen het opleggen van de belasting wordt afgewezen.
De overduidelijke toestand van overmacht wordt telkens genegeerd.

Na ongeveer vijf jaar toepassing van de taks is bijna 80% van de verkochte woning " geconfisqueerd "!

De aangewende strategie steunt op het uitroken door gebruik te maken van ongeziene vertraging-manoeuvres en beïnvloeding van zowel politiek personeel als openbare ambtenaren - onder wie notarissen.

De rode draad in het hele gebeuren is het aanhoudend betwisten van de overmacht waarin het slachtoffer van het opgezet spel zich bevindt.

1) Fiscale aanslagen

Op 19 juni 2013: laat het Stadsbestuur van Kortrijk zich inspireren door de notaris en wil jaarlijks een leegstandsbelasting heffen. AJ2012, AJ2013, AJ2014, AJ2015, AJ2016 op vandaag reeds goed voor een totaal bedrag van 27.000€, zonder de kosten en intresten.

Jaarlijks werd een hoorzitting gevraagd, nadat vooraf het stukkendossier werd geraadpleegd.

Maar steeds is geen enkel ambtelijk stuk in het dossier voorhanden met betrekking tot de totstandkoming van de aangekondigde aanslag.

Hetgeen tijdens hoorzittingen op het stadhuis - uitgesmeerd over de verschillende jaren - werd aangeklaagd.

Niettemin wordt steeds de taks opgelegd, hoewel duidelijk overmacht kan ingeroepen worden ingevolge de hoger aangetoonde chantage door twee notarissen.

De overmacht bestaat erin dat ik als slachtoffer niets meer kan doen om de leegstand van de woning Veldstraat 142, Kortrijk, te doen stoppen.

Een keer werd bij de start van een hoorzitting dit papiertje onder de neus geduwd om aan te geven waarom geen overmacht wordt aanvaard.

Onderwerp: RE: Veldstraat 142 Kortrijk

Geachte mevrouw Coeman,

Uiteraard weet de heer Haesbrouck zeer goed waarom de verkoop destijds niet kon geakteerd worden: er was een tussenkomst vereist van de broer/zus van de heer Haesbrouck welke tussenkomst maanden werd geweigerd, zodat de aankoopakte niet rechtsgeldig kon getekend worden.

Een heimelijke (halve) tussenkomst van de notaris, want het vervolg van de zin werd weggeknipt, omdat daarmee WEL tot een overmacht had moeten besloten worden.

Het volledige document ontbreekt in het dossier waarop Kortrijk tot leegstand moest beslissen.

Een frauderende overheid?

Immers, enkele jaren nadien kwam via een gunstige wind uiteindelijk toch het volledig document bij mij terecht.

Onderwerp: RE: Veldstraat 142 Kortrijk

Geachte mevrouw Coeman,

Uiteraard weet de heer Haesbrouck zeer goed waarom de verkoop destijds niet kon geakteerd worden: er was een tussenkomst vereist van de broer/zus van de heer Haesbrouck welke tussenkomst maanden werd geweigerd, zodat de aankoopakte niet rechtsgeldig kon getekend worden.
Toen broer en zus finaal bereid waren de nodige documenten te tekenen, waren we meer dan een jaar verder en had de koper reeds een gerechtelijke procedure ingesteld.
Bij mijn weten is het dossier momenteel in handen van de advocaten.

In de hoop u hiermee voldoende te hebben geïnformeerd, en vriendelijke groeten

Een leegstandsdossier dat in handen is van advocaten of van het gerecht wordt opgeschort wanneer het behandeld wordt voor de rechtbanken.

De achterbakse collusie van notaris en stadsbestuur levert intussen het Stadsbestuur en de trawanten een mooi bedrag op.

Betreft: Fernand Haesbrouck t./ Stad Kortrijk - aanslagjaar 2012 - afrekening

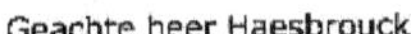

Geachte heer Haesbrouck,

Ik ben zo vrij nog even terug te komen op het arrest van het Hof van Cassatie d.d. 26 mei 2017, waarbij uw voorziening in cassatie t.a.v. het arrest van het Hof van Beroep te Gent d.d. 15 september 2015 werd afgewezen. Ingevolge dit arrest is de aanslag inzake de belasting op leegstandsheffing op gebouwen en woningen over het aanslagjaar 2012, met kohiernummer 80 en artikelnummer 00071, definitief geworden.

Ik verzoek u dan ook vriendelijk om het nog openstaande bedrag ten belope van € 8.874,19 over te maken op onze derdenrekening (KBC BE46 3101 3816 1836) met referentie "TAX601743". Voornoemd bedrag is samengesteld als volgt:

- € 4.050 (hoofdsom m.b.t. aanslagjaar 2012)
- € 1.204,88 (nalatigheidsinteresten)
- € 5,14 (aangetekende zendingskosten)
- € 715 (rechtsplegingsvergoeding 1e aanleg)
- € 715 (rechtsplegingsvergoeding hoger beroep)
- € 1.973,98 (kosten procedure Hof van Cassatie)
- € 210,19 (betekeningskosten)

Bij gebrek aan betaling voor 31 juli a.s. zie ik mij genoodzaakt om de gerechtsdeurwaarder opdracht te geven om over te gaan tot de uitvoering van het voornoemde arrest.

Ik hield eraan u hiervan op de hoogte te stellen en verblijf inmiddels,

met voorname hoogachting,

Volgens het Burgerlijk Wetboek was ik als verkoper sinds 29 juli 2011 geen eigenaar meer.

Tegen de opgelegde leegtandtaks wordt jaarlijks zowel in eerste aanleg als in Beroep een beroep aangetekend, dat telkens wordt verworpen , de ingeroepen overmacht genegeerd, soms zelfs zonder enige motivering en een keer zelfs zonder dat een zitting ooit had plaats gevonden.

16 juni 2015: zitting Hof van Beroep te Gent, tegen het vonnis Brugge leegstand AJ2012.

Ik vroeg uitstel omdat op dat ogenblik een strafonderzoek lopende was tegen de notarissen. De tegenpartij (Stad Kortrijk) is op die dag niet eens tussengekomen in het debat.

15 september 2015: arrest hof van beroep Gent beslist tot het heffen van leegstandstaks AJ2012.

Om de redenering van het negatieve arrest te motiveren en te doen kloppen in het voordeel van de tegenpartij, **veranderde** de (zetelende?) magistraat de datum van de zitting van 16 juni 2015 naar 10 maart 2015, en vergat daarbij dat op die dag in de week er voor deze kamer nooit zittingen worden gehouden in Gent.
Dan maar cassatie, denk je dan ....

30 juni 2016**:** neerlegging cassatieberoep tegen arrest leegstand (AJ2012) van 15 september 2015.

De daartoe aangesproken advocaat weigerde om de gevraagde argumentatie te gebruiken (zelfs na betaling van een ereloon vooraf) en stuurde 1 week voor de vervaldag het dossier terug.

In die week was het onmogelijk om nog een advocaat te vinden die het cassatieberoep mede wou ondertekenen, zelfs na de tussenkomsten van de stafhouder van Oost-Vlaanderen en de stafhouder van Cassatie.

Uiteindelijk werd Cassatieberoep ingediend, zonder de handtekening van een advocaat.

Bovendien hadden twee advocaten bij Cassatie geweigerd te tekenen 'op vordering' door de stafhouder van Cassatie.
Dit kan aangetoond worden.

26 mei 2017: arrest cassatie over AJ2012 leegstandstaks (fiscaal): Cassatieberoep ongeldig, omwille van 'niet ondertekend door advocaat'.

Zie daarover artikel 13 van het Europees Verdrag over de Rechten van de Mens en de fundamentele vrijheden.

In België kan dus de toegang tot de rechter geweigerd worden door de eerste de beste advocaat die tegen overheidsambtenaren niet wil of durft op te treden.

2) Gerechtelijke procedures op dagvaarding van de koper

21 maart 2014 : Zitting rechtbank Ieper: voor de klagende partij verschijnt NIEMAND en de zitting wordt verdaagd naar 2 mei 2014.

Dus dan toch een fantoomkoper !
Dit wordt vechten tegen de bierkaai.

2 mei 2014 : tumultueuze zitting rechtbank Ieper, waarbij snel de vooringenomenheid van de rechter blijkt.

Uitspraak gepland op 6 juni 2014, gaat niet door maar wordt verplaatst naar .... begin september 2014.

26 september 2014 (en niet begin september zoals aangekondigd door de griffie) : Negatief vonnis RB Ieper, waarbij (citaat) "*aan zijn broer en zus de bevestiging van hun verzaking te vragen, had kennelijk slechts tot doel zekerheid over dat rechtsfeit te verschaffen*". (sic...!?!)

Met andere woorden, de argumentatie van mijnheer de notaris klakkeloos overgenomen, die niet schijnt te weten dat een verzaking bij de griffie op zich al een rechtsfeit uitmaakt.

Bovendien werd eerder al aangetoond dat de verwerping nochtans was medegedeeld aan de notarissen.

Erger nog... om te vermijden een bepaling te hanteren die van rechtswege afdwingbaar is (art. 1583,BW), **WIJZIGT** de rechter het 'bevrijdend' registratierecht in een (nooit betaalde) notariskost en de (ook nog niet) betaalde notariskost in een intrest.

Ondertussen kunnen de heren notarissen, als organen van de federale overheid, gelden (?) rustig onder zich blijven houden.

Zo las de 'rechter' de schadeclaim van de koper voor de rechtbank:

Zowel uw broer als uw zus weigeren om een verklaring te ondertekenen waarin zij verzaken aan deze last waardoor de verkoop tussen u en mijn cliënten niet kan doorgaan.

Mijn cliënten lijden daardoor volgende schade :

- betaald voorschot	:	8.500
- betaalde registratierechten op 13.2.2012	:	8.525
- conventionele schadevergoeding : 10 % op 85.000 euro	:	8.500
- reeds betaalde notariskosten	:	1.752,83
- conventionele intresten : op 8.500 euro van 15.8.2011 tot 15.6.2012	:	850
op 8.525 euro van 13.2.2012 tot 15.6.2012	:	341
TOTAAL	:	28.468,83 euro

En zo 'vertaalde' dezelfde 'rechter' die gegevens om te vermijden dat van rechtswege een toepassing zou moeten gemaakt worden van het afdwingbaar artikel 1583 van het Burgerlijk Wetboek.
Een 'rechter' die zich boven de wet waant , maar het toch op veilig wil spelen en creatief de cijfers aanpast.

Zo staat het in het vonnis :

samenstelling van de gevorderde bedrag + schadevergoeding niet zodat deze zich voordoet als volgt:

Teruggave van het reeds betaalde voorschot	8.500,00 euro

Rechtbank van eerste aanleg West-Vlaanderen, afdeling Ieper – 12/497/A - 26/09/2014 - p. 8

Conventionele schadevergoeding à 10% op 85.000,00 euro	8.500,00 euro
Betaalde registratierechten op 13.02.2012	
Afrekening notariskosten dd. 30.04.2012	8.525,00 euro
Conventionele intresten	1.752,83 euro
	2.762,50 euro
	2.259,13 euro
	32.299,46 euro

In plaats van de wet van rechtswege toe te passen en omdat de mevrouw 'de rechter' niet zelf de wet kan of mag aanpassen, dan wijzigt ze maar wat de cijfertjes.

Geen kat die het zal merken, is de redenering en het klopt nog ook, want zelfs de edelachtbare magistraten in beroep hebben ook niets gezien.

Terwijl ik op de zitting in beroep deze vervalsing van gegevens had aangeklaagd.
Al heerste op die zitting van 22 december 2016 al stevig het gevoel dat het arrest toen al klaar lag.

Maar wie dacht dat alle vernuft in dat soort constructies alleen bij rechters voorkomt, is duidelijk mis.
Immers, hier is geld mee gemoeid en wie zijn de kampioenen?
Wie voert de regie bij het afpersen?

Uit faxberichten onder twee notarissen en schrijft de ene:

Geachte Meester,

Betreft : DEMEULEMEESTER BUTNARU / HAESBROUCK

Uw brief aan Fernand Haesbrouck roept verschillende vragen op :

- Betaalde registratierechten op 13.02.2012 : € 8.525 kan U het registratierelaas mededelen d.w.z. de tekst : geregistreerd te .op... boek nr betaald de ontvanger....wie heeft die rechten voorgeschoten
- Reeds betaalde notariskosten € 1.752,83 wie heeft die voorgeschoten en waarvoor ?

Er wordt gezocht naar een oplossing.

en antwoordt de andere notaris, daags nadien:

Onderwerp: RE: Demeulemeester - Butnaru / Haesbrouck

Geachte collega,

Bij de terugkeer uit ons verlof nemen wij kennis van uw onderstaande mail.

Ik kan u meedelen dat het compromis tot op heden nog niet werd geregistreerd.
Het enige wat wij gedaan hebben, is de nodige registratierechten opgevraagd bij de heer Demeulemeester, en deze tijdig geconsigneerd op een rubriekrekening op ons kantoor, teneinde te vermijden dat er boetes of interesten zouden beginnen lopen.
De betaling in hoofde van een openbaar ambtenaar, wordt immers als bevrijdend beschouwd (cfr. *F. WERDEFROY, Registratierechten 2010-2011, nummer 195, pagina 186).*

Een registratierelaas kunnen wij u aldus niet bezorgen.

Ook de notariskosten werden nog niet betaald. In werkelijkheid gaat het om een raming van "te betalen kosten, rechten en erelonen, in geval de akte niet wordt verleden".

Met confraternele groeten,

Voor alle duidelijkheid: noch de notariskost, noch het registratierecht werden betaald.
Het gaat hier over 10.277,83 Euro (zonder de intresten).
Met andere woorden: wie voert de regie in de coulissen van dit rechtsgebeuren?

Waar en hoe wordt recht gesproken in deze rechtstaat?

Mag ook onafhankelijke rechtspraak zelf valsheid in geschrift plegen?

Wanneer ikzelf daags na de uitspraak in Ieper, het vonnis bij de griffie wou ophalen, bleek het onvindbaar te zijn.

Na heel wat over en weer geloop en tijdverlies, werd het uit de bundel van een of andere advocaat gevist.
Hoera.... gevonden!

Op 9 januari 2015: beroep neergelegd tegen het vonnis bij het Hof van Beroep te Gent.
Maar, groot was de verbazing toen op 22 januari 2015 de deurwaarder een BEVEL TOT BETALING (37.522,84€) in de bus stopte.

Het vonnis was niet bij voorraad uitgesproken, en bij de griffie (tijdelijk?) onvindbaar, duidelijk omdat er nog iets aan veranderd moest worden. Omdat ik bleef wachten tot het gevonden werd, is uiteindelijk een andere oplossing tot stand gekomen.

Het laatste blad (blad 9) van mijn ontvangen exemplaar ziet er zo uit:

Rechtbank van eerste aanleg West-Vlaanderen, afdeling Ieper – 12/497/A - 26/09/2014 - p. 9

Dit vonnis werd uitgesproken in openbare terechtzitting van de Rechtbank van Eerste Aanleg West-Vlaanderen, afdeling Ieper, derde burgerlijke kamer, alleenzetelend rechter, van **vrijdag, 26 september 2014**.

Aanwezig :

Veronique HAMEEUW, alleenzetelend rechter;
Nele VANDENBROUCKE, geassumeerd griffier.(beschikking 9 mei 2014)

N. VANDENBROUCKE. V. HAMEEUW.

Het exploot van de deurwaarder bevat een TOEGEVOEGD blad 10, die ik hier afdruk.

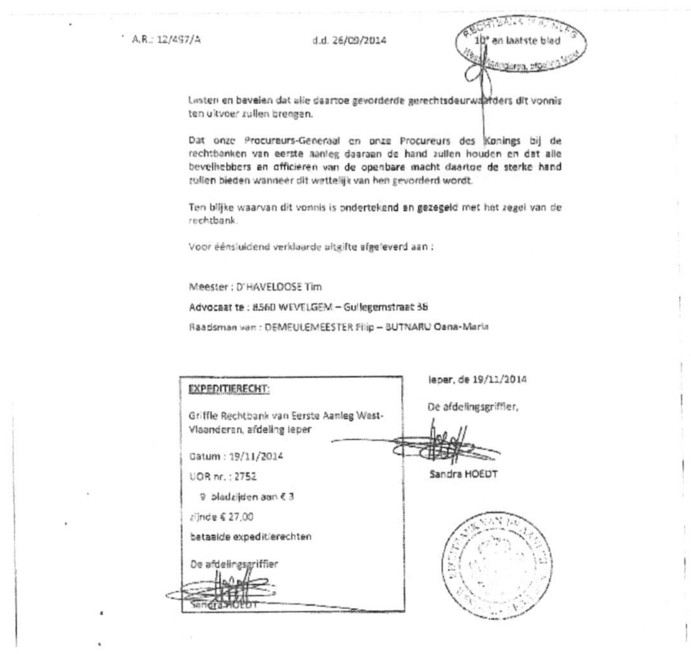

A.R.: 12/497/A d.d. 26/09/2014

10° en laatste blad

Lasten en bevelen dat alle daartoe gevorderde gerechtsdeurwaarders dit vonnis ten uitvoer zullen brengen.

Dat onze Procureurs-Generaal en onze Procureurs des Konings bij de rechtbanken van eerste aanleg daaraan de hand zullen houden en dat alle bevelhebbers en officieren van de openbare macht daartoe de sterke hand zullen bieden wanneer dit wettelijk van hen gevorderd wordt.

Ten blijke waarvan dit vonnis is ondertekend en gezegeld met het zegel van de rechtbank.

Voor éénsluidend verklaarde uitgifte afgeleverd aan :

Meester : D'HAVELOOSE Tim

Advocaat te : 8560 WEVELGEM – Gullegemstraat 36

Raadsman van : DEMEULEMEESTER Filip – BUTNARU Oana-Maria

EXPEDITIERECHT:

Griffie Rechtbank van Eerste Aanleg West-Vlaanderen, afdeling Ieper

Datum : 19/11/2014

UOR nr. : 2752

9 bladzijden aan € 3

zijnde € 27,00

betaalde expeditierechten

De afdelingsgriffier

Sandra HOEDT

Ieper, de 19/11/2014

De afdelingsgriffier,

Sandra HOEDT

Dé Belgische bananen-republiek in de steiger!

Vervolgens een aangetekende zending gestuurd naar de griffie, de tegenpartij, de deurwaarder en de voorzitter van het Hof van beroep te Gent!

Onderwerp: AANGETEKEND

Betreft: AR.: 12/497/A

Geachte mevrouw Hoedt,

Enige tijd geleden kwam ik in kennis van een document waaruit blijkt dat U op 19 november 2014 een toevoeging hebt gedaan aan een vonnis AR.12/497/A, dd. 26/09/2014, in de zaak Demeulenaere/Butnaru, vonnis dat op 8 oktober 2014 geregistreerd werd en waarin de rechtbank niet had beslist tot de uitvoerbaarheidsverklaring bij voorraad.

Ik stel dus vast dat de betekeningsakte van 16 december 2014 een blad heeft toegevoegd aan het geregistreerde vonnis van 26/09/2014.

Ik stel ook vast dat de rechter die het vonnis op 26/09/2014 heeft uitgesproken, dit bijgevoegde blad niet heeft ondertekend, evenmin als de griffier van de behandelende kamer Mevr. Nele VandenBrooucke.

Mag ik U vragen mij zo spoedig mogelijk per kerende mede te delen op welke wettelijke beschikking U zich kunt beroepen om als afdelingsgriffier wijzigingen aan te brengen aan een reeds geregistreerd vonnis (8 oktober 2014).

Het komt minstens bevreemdend voor dat de partij die in het vonnis een veroordeling heeft opgelopen, over die toevoeging niet is gehoord.

Kopie van deze brief gaat naar advocaat Tim D'Haveloose, gerechtsdeurwaarder Wim Honoré en de heer Voorzitter van het Hof van Beroep te Gent, eerste kamer (2015/AR/137).

Onder voorbehoud van alle rechten,

Hoogachtend,

Fernand Haesbrouck, Apotheker.

Uiteindelijk is na twee weken aangetekende zendingen over en weer, het bevel van de deurwaarder ingetrokken.

19 december 2016: even voor 18u 's avonds, TWEE dagen voor de zitting in Beroep te Gent.
De advocaat van de koper van het huisje meldt dat het Parket-generaal de strafklacht tegen de notarissen al op 24 april 2016 heeft geseponeerd.

Ik ben daar zelf nooit van op de hoogte gesteld, waarom de koper van het huisje wel en de klachtdoende niet?
Wat moest er verborgen worden gehouden?

22 december 2016: zitting in Beroep te Gent tegen het vonnis van Ieper 26 september 2014.

Ter zitting nog bijkomende besluiten neergelegd in verband met de achtergehouden weigering van het Parket-generaal tot het instellen van een vervolging wegens het plegen van chantage.

19 januari 2017: arrest te Gent (over verkoop Veldstraat 142, Kortrijk) na de zitting van 22 december 2016:

Verkoop van het huis wordt vernietigd, en het vonnis van Ieper (inbegrepen de redenering door het vervalsen van cijfers) wordt bevestigd.

41.780,91€ te betalen aan de deurwaarder.

17 mei 2017: Cassatie-advocaat (tegen arrest over verkoop Veldstraat 142) weigert een voorziening in Cassatie in te stellen, nadat hij drie maanden lang de indruk gegeven had dit wel te willen doen en dit enkele dagen vóór vervaldatum van de termijn.

Hier opnieuw haalde een beroep op de stafhouder van Cassatie, helemaal niets uit.

In België is er geen rechtsgang mogelijk tegen ambtelijk machtsmisbruik van openbare ambtenaren!

3) Strafonderzoek tegen het plegen van chantage

22 augustus 2013 : strafklacht neergelegd tegen de twee opererende notarissen bij het parket te Kortrijk.
Parket beweegt niet tot 24 april 2015.

30 januari 2014: eerste Panorama-uitzending, 'De Notaris verdeelt' in een reeks van maar liefst zeven heruitzendingen.[8]

Met daarin ook dit verhaal van een notaris die weigert akte op te stellen, omdat niet werd ingegaan op de chantage-eisen van die man.

24 april 2015: raadkamer stelt na 20 maanden onderzoek voorrang van rechtsmacht vast en verklaart zichzelf onbevoegd om de klacht te onderzoeken.

7 mei 2015 : dezelfde strafklacht tegen de notarissen neergelegd bij het Parket-generaal te Gent, die de klacht wel zal onderzoeken.

15 mei 2015: Parket-generaal neemt strafklacht tegen notarissen over.

26 augustus 2015: zelf gedurende anderhalf uur ondervraagd door de federale politie in verband met de strafklacht tegen de notarissen, en er verder niets meer over gehoord, terwijl verzekerd werd dat ik opnieuw zou opgeroepen worden om de verklaringen van de beklaagden te toetsen.

24 maart 2016 : fax gestuurd naar het Parket-generaal met het achtergehouden stuk in het leegstandsdossier, dat op vraag van de notaris van de koper UIT het leegstandsdossier moest gehouden worden en **waaruit blijkt dat het stadsbestuur tot overmacht had moeten besluiten**.

Het document was via een 'gunstige wind' bij mij terecht gekomen.

18 april 2016: inbraak in de woning Veldstraat 142 te Kortrijk.
Klacht neergelegd bij de politie.

---

[8] https://www.canvas.be/video/panorama/2015/de-notaris-verdeelt

24 april 2016: Parket-generaal seponeert heimelijk de strafklacht tegen notarissen, en verzuimt om mij daarvan in kennis te stellen.

26 en 27 augustus 2016: de carrosserie van onze twee wagens werd twee nachten op rij beschadigd, een voorruit werd de tweede nacht ook verbrijzeld.
Klacht neergelegd bij de politie.

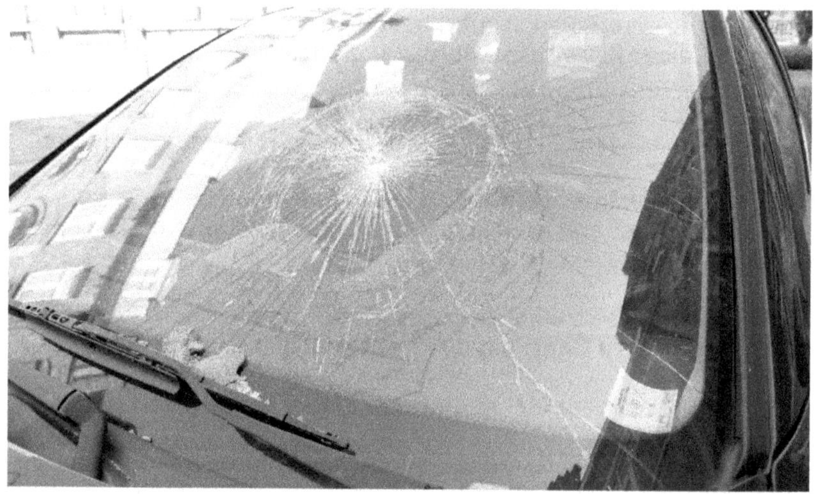

22 november 2016: ik vraag (aangetekend) het parket-generaal om inzage te krijgen in het strafdossier tegen de notarissen (wet Franchimont) . Geen antwoord.

29 november 2016: bezoek aan het hypotheekkantoor en het registratiekantoor te Kortrijk, omwille van een bangelijk [9] vermoeden.

Hypotheekgegevens opgevraagd van Veldstraat 142, Kortrijk.

[9] Blad 71

Opgepast voor het hypotheekkantoor

Wat overheden, media, ombudslui en belangenorganisaties achterhouden.

Heel lang moeten wachten en uiteindelijk werd beslist om het document naar mij op te sturen, ik betaalde daarvoor wel meteen, 52€, spoedtarief.

Nadien navraag gedaan op het registratiekantoor of het door de koper registratiebedrag gestort werd.

Daar bleek dat notarissen er een lopende rekening hebben, waarvan het saldo alleen vermindert bij het indienen van een verleden akte.

Door de akte niet te verlijden blijft het geld bij de notarissen !!!
De foef met het zogezegd bevrijdend betalen is dus alleen maar oogverblinding.

5 december 2016: Aanslag leegstand AJ2015 geen vrijstelling wegens overmacht verleend, terwijl een precedent in Mechelen het stadsbestuur aldaar wel tot een overmacht besluit.

Grandioos hoe dit soort beslissingen in de westhoek kunnen gedijen.

12 december 2016: nog steeds geen hypotheek-gegevens van het hypotheekkantoor ontvangen, dan maar opnieuw naar het kantoor gestapt.

Zichtbare paniek en opnieuw een uur staan wachten, met heel wat over en weer geloop en ambtenaren met een rode kop.

Uiteindelijk een document ontvangen zonder 'kwalijke' gegevens en zoals verwacht, zo clean als het maar kan.

19 december 2016: Geen vrijstelling leegstandsbelasting AJ2016.
Het besluit van het schepencollege is bovendien HELEMAAL NIET gemotiveerd.

De teller van de taksen is intussen opgelopen tot 27.000€.
Daarbij opgeteld de 41.780,91€ van de aankoopprocedure, komt het totaal op **68.780,91€**.

31 januari 2017: antwoord van het Parket-generaal op mijn brief met vraag tot inzage dossier (22/11/2016).
Strafklacht werd al buiten mijn weten op 24/04/2016 geseponeerd omwille van sic: "afwezigheid van strafbaar feit".

Notarissen mogen weigeren hun ambt uit te oefenen en chanteren om duistere belangen te dienen!

Tevens een sterk staaltje van beïnvloeding van de rechtsgang, door een notaris dan nog.

Een ambt dat Napoleon terug in ere had hersteld, nadat het door de Franse revolutie werd afgeschaft.

Is dit de revival van de achttiende eeuw?

De dubbelzinnigheid van de toestand is dat door het huidig statuut van de Orde der Notarissen de indruk wordt gewekt dat deze mensen er zijn om aan de bevolking diensten te bewijzen, terwijl ze in werkelijkheid " openbare ambtenaren " zijn , met andere woorden " overheid ".

Het kan dus bezwaarlijk worden verwacht dat zij de mensen zullen dienen als het **belang** van de overheid strijdig is met het belang van de mensen.

Sterker nog, zij kunnen als overheidsorganen een daadwerkelijk instrument van ambtelijk pestgedrag worden.

We zouden al een hele stap vooruit zijn als we de burgers ervan kunnen overtuigen dat notarissen functionarissen zijn zoals elke andere ambtenaar, die het bevel van zijn meerderen moet uitvoeren.

Die meerderen kunnen uiteindelijk ook .... politici zijn. Dat lijkt me in mijn verhaal aangetoond te zijn.

Het erge is bovendien dat het er alle schijn van heeft dat ook rechtsmachten zich niet totaal onafhankelijk meer opstellen.

Mijmeringen van een ambtelijk gepeste burger

1. Moeten nu ook Belgische burgers stilaan verzaken aan de uitoefening van het recht op vrije meningsuiting?

2. Kan het dat een overheid, daarin gesteund door notoire openbare ambtenaren (notarissen) het erop aanleggen via jaarlijks terugkerende en jaarlijks groeiende leegstandsbelastingen na ongeveer vijf jaar 80% van de waarde van een onroerend goed inpalmen?

   In Frankrijk is in een tamelijk recent verleden door het Grondwettelijk Hof de zogenaamde rijkentaks van de socialistische regering nietig verklaard.

   De redenering luidde dat een belasting van 75% geen belasting meer was maar wel een confiscatie.

   In Kortrijk speelt men iets gelijkaardigs klaar in minder dan vijf jaar. Dat het slachtoffer in een klaarblijkelijke staat van overmacht was om aan die leegstand iets te verhelpen, speelt noch voor de administratie, noch voor het gerecht een rol.

   Als de kassa maar rinkelt!

   Uiteraard in het algemeen belang.

   (Barbertje moet hangen, vrij naar Multatuli)

3. Staat de rechtstaat nog recht ?

ADDENDA

Onkelinx bevoorraadt het land met illegale methylphenidaat

Na een schriftelijke vraag in de Senaat op 15/07/2009, antwoordde Onkelinx (op 28/07/2009) dat sinds het vergoeden van Rilatine door de ziekteverzekering in 2004, het bevoorraden van het land met die cocaïnestof, nog door een tweede en door haar zogezegd onbekend, maar gedoogd, circuit gebeurt.[10]

In de vraagstelling staat de opsomming van het verbruik, dat door de diensten van de minister werd bijgehouden, sinds 1995 tot en met 2003.

Dit allemaal in het kader van de verplichting waaraan ons land moet voldoen, en die door de minister wordt uitgelegd in puntje 1 van haar antwoord, en zonder dat de ziekteverzekering in die periode moest 'meetellen'.

Maar in 2004, het jaar waarop het verbruik explodeerde en de ziekteverzekering het verbruik sponsorde, daalde plots dat verbruik.

Van 85.690g in 2002 en 125.672g in 2003, naar 111.541g in 2004.

En maakt de minister in puntje 3 deze opmerking:

"Aangezien niet voor alle afleveringen van voorschriften voor geneesmiddelen op basis van methylfenidaat een tussenkomst van het RIZIV voorzien is, beschikken mijn diensten niet over gegevens die het mogelijk maken het aantal voorschriften buiten de goedgekeurde therapeutische indicaties te becijferen. Zij hebben ook geen cijfers over het aandeel gezonde mensen zoals studenten die tijdens de examenperiode dergelijke middelen zouden slikken. ".

---

[10] http://www.senate.be/www/?MIval=/Vragen/SchriftelijkeVraagPrint&LEG=4&NR=3590&LANG=fr

Onder punt 1 gaf Onkelinx de cijfers, die door de ziekteverzekering (puntje 3.) zijn gekend, terwijl de cijfers, die verplicht moeten worden bijgehouden, ook van de voorschriften buiten de goedgekeurde therapeutische indicaties, zoals in de voorgaande jaren wel gebeurde, in rook zouden zijn opgegaan.

De vraagsteller gaf een simpele berekening van hoe het totale verbruik de realiteit wel zou kunnen benaderen.

"Men gaat ervan uit dat de grote stijging van het verbruik vooral aan ADHD zou toe te schrijven zijn en het is bekend dat een terugbetaling (sinds 2004) een groter verbruik tot gevolg had.
Vandaar de voorzichtige veronderstelling, dat als methylphenidaat " slechts " evenveel zou gestegen zijn, als de stijging van 2002 naar 2003, dat wil zeggen 146,66 %, komt men in 2004 tot een vermoedelijk verbruik van 184 311 gram. Volgens de (eerder nvdr.) bekendgemaakte cijfers, telde men dat jaar 6 007 ADHD-patiënten, die zogezegd goed zouden geweest zijn voor 184 311 gram.

Als nu in 2007, 23 251 patiënten werden behandeld, dan komt het vermoedelijke verbruik in 2007, uit op maar liefst 713 404 gram methyphenidaat.
En niet de " amper " 220 053 gram zoals officieel wordt bekend gemaakt.

Bij dit vermoedelijke cijfer (713 404 gram) is bovendien geen rekening gehouden met het feit dat vooral sinds 2004, ADHD steeds meer als voorwendsel voor het pedagogisch comfort wordt gebruikt, om betere schoolprestaties te bekomen en om de nieuwe markt van de volwassenen aan te spreken.
Deze 713 404 gram is een zeer lage schatting, maar impliceert wel een stijging tegenover 1995 met 5752 %."

Deze berekening geeft aan, dat hier bewust een aanvoercircuit van niet-geregistreerde methylphenidaat het land is binnengekomen.

En zo te zien, wordt deze geheime aanvoer door Onkelinx, zodanig in bescherming genomen, dat daarvoor moet gelogen worden tegenover de verkozenen van het volk.

Sinds juli 2010, bestond al een vermoeden dat Volksgezondheid sjoemelt met hoge doseringen psychotica onder een opiumwetgeving (capsulen van 183mg MDMA in omloop gebracht voor het recreatieve milieu, wat niet in de media mocht bekend raken.)

In de Senaat kondigde Onkelinx tevens aan, dat in 2010 meer duidelijkheid zal komen.

Ook over het geheime aanvoercircuit?

"In 2010 dient er door de Hoge Gezondheidsraad een advies verschaft te worden over het voorschrijven en gebruik van methylfenidaat en aanverwante behandelingen. "

Nog 50 dagen geduld.
11 november 2010

Kindercocaïne – Mulders advocaten[11]

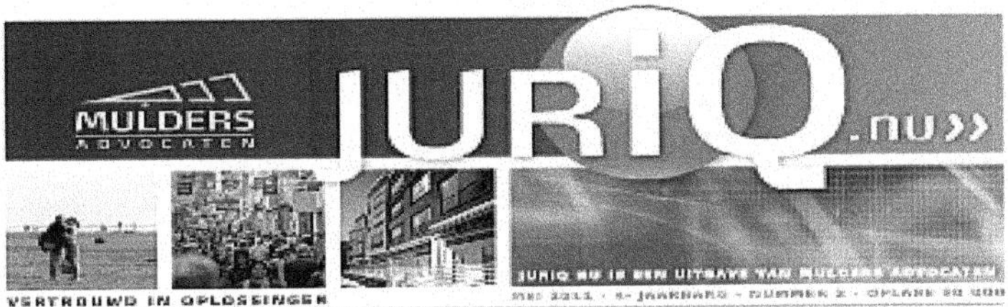

VERTROUWD IN OPLOSSINGEN

PORTAL

VOOR AL UW JURIDISCHE VRAAGSTUKKEN

Diagnose ADHD in strijd met kinderrechtenverdrag VN

Ritalin: cocaïne voor kiddies

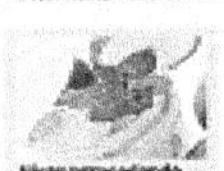

[2]

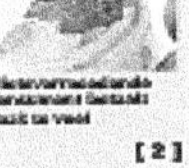

[5]

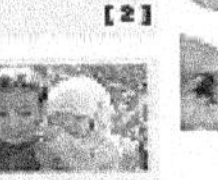

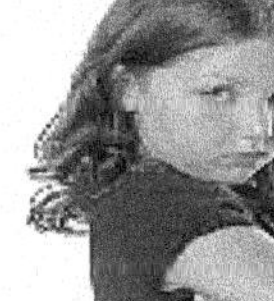

[7]

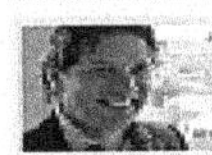

[10]

Rechter: "Geen ritalin voor dochter"

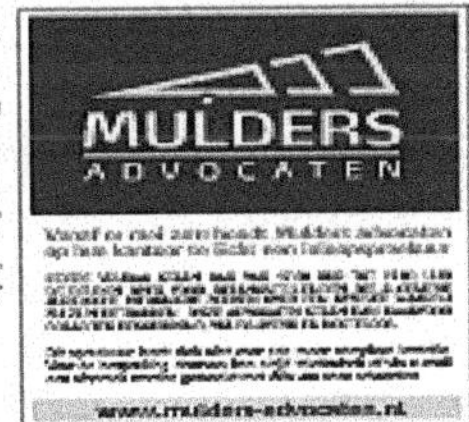

[11] http://www.mulders-advocaten.nl/

Vrijspraak Orde van Apothekers in beroep–18 oktober 2012

DE NEDERLANDSTALIGE RAAD VAN BEROEP VAN DE ORDE DER APOTHEKERS, ZETELEND TE BRUSSEL, NA BERAAD, spreekt volgende beslissing uit :

In zake van:

I. • HAESBROUCK Fernand
Apotheker,
geboren te Kortrijk op 13/01/1945,
wonende te B-8900 Ieper, Henri Cartonstraat, 22-24;

Appellant : In persoon aanwezig,
bijgestaan door Mr. H. VANDENBERGHE;

II.• Professor Dr. G. LAEKEMAN :
Gewoon Hoogleraar,
handelend in hoedanigheid van Voorzitter van de Nationale Raad van de Orde der Apothekers, gevestigd te B-1060 Brussel, H. Jasparlaan 94;

III. • De Heer J. SIMONS :
Em. Kamervoorzitter in het Hof van Beroep te Brussel,
Magistraat-assessor van voormelde Nationale Raad;

Appellanten, ter zitting vertegenwoordigd door
Mr. D. WALRAYENS loco Mr. J.P. WALRAYENS, advocaat aan de balie van Brussel, drager van volmacht.

Apotheker HAESBROUCK heeft op 28 oktober 2011 hoger beroep ingesteld tegen een beslissing van de Provinciale Raad van West-Vlaanderen d.d. 3 oktober 2011, hem betekend op 5 oktober 2011. De Voorzitter en de magistraat-assessor van de Nationale Raad hebben op 3 november 2011 eveneens hoger beroep ingesteld.

Door de bestreden beslissing werd tegen apotheker HAESBROUCK de tuchtstraf van berisping uitgesproken.

Door de Raad van Beroep werd de zaak behandeld in openbare zitting van 31 mei 2012.
Em. Kamervoorzitter GALLET, daartoe aangeduid door de Raad, werd gehoord in zijn verslag.

Er werden door de Raad van Beroep ambtshalve vragen voorgelegd aan de partijen en om hen de gelegenheid te geven daaromtrent te concluderen werd de verdere behandeling van de zaak verdaagd naar de zitting d.d. 20 september 2012.

Gehoord in de openbare zitting van 20 september 2012:

Em. Kamervoorzitter GALLET, daartoe aangeduid door de Raad, in zijn verslag;
Apotheker Y. VERSCHUEREN, lid van de Nationale Raad, daartoe afgevaardigd, in haar advies;
Mr. D. WALRAYENS loco Mr. J.P. WALRAVENS, advocaat aan de balie te Brussel, namens de Voorzitter en de Magistraat-assessor van de Nationale Raad;
Apotheker F. HAESBROUCK, bijgestaan door Mr. Hugo VANDENBERGHE, in zijn middelen van verdediging.

Apotheker HAESBROUCK vroeg mededeling van de klacht en verwees naar het EVRM.

De Provinciale Raad weigerde mededeling en stelde dat in deze stand van het onderzoek noch het EVRM noch het verdrag inzake de burgerlijke en politieke rechten (BuPo-verdrag) toepassing konden vinden.

Apotheker HAESBROUCK verscheen niet voor de Onderzoekscommissie omdat hij vooraf geen mededeling kreeg van de klacht en vroeg nogmaals inzage van de klacht.

Op 2 mei deelt de Provinciale Raad toch de· inhoud van de klacht mee. Er wordt medegedeeld: "De klacht luidt als volgt : Graag melden wij een volgens ons bedenkelijke website van een apotheker, die mensen aanzet om geen medicatie voor ADHD, dementie e.a. te gebruiken. Op deze website worden boeken en artikels vermeld die, ons inziens, erg agressief en van bedenkelijk allooi zijn. Betreft: http://www.haesbrouck.be. Met vriendelijke groeten".

Apotheker HAESBROUCK werd opgeroepen voor verhoor op 5 mei 2011.

Met een brief van 3 mei 2011 vroeg apotheker HAESBROUCK meer toelichting o.m. over welke delen van zijn website strijdig zouden zijn met de deontologie. Hij vroeg ook voldoende tijd om zich voor te bereiden op het verhoor.

De onderzoeker aangesteld door de Provinciale Raad schreef in het verslag dat apotheker HAESBROUCK niet is verschenen op 5 mei 2011 en dus niet werd gehoord.

Inzake het onderzoek vermeldt dit verslag :

Bovenaan de website staat "Fernand HAESBROUCK, Apotheker, Senior C++programmeur.
Site met info over amfetaminedoping en gedragscastratie met psychotica (Rilatine, Concerta).
Links staat een afbeelding van de kaft van zijn boek "De fraude met dopamine en serotonine" met daaronder de korte inhoud en/of fragmenten uit het boek.
Rechts is er een blog waarop Apr. HAESBROUCK heel regelmatig een artikel schrijft met als thema de strijd tegen ADHD-medicatie en antidepressiva, hun voorschrijvers en hun producenten.

In grote letters staat de volgende tekst:
"Een behandeling bij ADHD steunt op het dwangmatig psychotisch maken door chronisch hoge doses sterke psychotica toe te dienen. Omdat men huivert van deze evidentie, verkoos de medische wetenschap het werkingsmechanisme van deze psychotica als onbekend uit te roepen. Wie dit mechanisme toch bekend maakt en stelt dat psychotica het zenuwstelsel verwoesten is daardoor niet wetenschappelijk bezig".

Na dit verslag werd beslist apotheker HAESBROUCK te dagvaarden. Bij aangetekende zending d.d. 26 augustus 2011 werd apotheker HAESBROUCK opgeroepen om te verschijnen op 12 september 2011 om zich te verdedigen inzake de navolgende ten laste leggingen :

Ter waarborging van de rechten (van verdediging) van de betrokkene of ten behoeve van de werkzaamheid van deze procedure worden de verweten feiten - hier voorlopig en informatief aangewezen - als volgt:

wegens zware fouten bedreven of begaan buiten de (beroeps)uitoefening van de artsenijbereidkunde (in of buiten een officina-apotheek) (zoals op 18 januari 2011 en op heden onder de geldende -wettelijke- bepalingen wordt begrepen);

die inbreuk(en) - van het niet naleven van de regelen van de farmaceutische plichtenleer - uitmaken, die de eer en de waardigheid van het beroep aantasten of kunnen aantasten;
die minstens een schending of miskenning van de eer, van de bescheidenheid, van de eerlijkheid en van de waardigheid van het beroep (inbegrepen van het verlies van vertrouwen of geloofwaardigheid van het publiek in dit beroep) - ongeacht de codificatie ervan - uitmaken, die de eer en de waardigheid (van onder meer de loyauteitsverplichting, de verplichting tot discretie of de verplichting tot terughoudendheid) van het beroep aantasten of kunnen aantasten;

dit in de (ononderbroken) periode van minstens 18 januari 2011 tot en met heden, te Ieper (minstens met begin van uitvoering te Ieper) en verspreid over minstens het grondgebied van de provincie West Vlaanderen;

door Apotheker (Apr.) HAESBROUCK Fernand (houder van de beroepstitel van Apotheker, ingeschreven als lid op de lijst van deze (Provinciale) Orde en vanaf 18 januari 2011 geen blijk van een beroepsactiviteit - van 'actieve' of 'praktiserende' beoefenaar van de artsenijbereidkunde - gevende) inzonderheid :

door - gebruikmakende van zijn beroepstitel van 'Apotheker' (met de aan de betrokkene (feitelijk) toebehorende of door hem (feitelijk) ingerichte - vrij voor het publiek toegankelijke - website (met domeinnaam 'www.adhdfraude.net') zowel op de introductiepagina, in de bijhorende 'nieuwsbrief als bij de blog-functie en in de door de betrokkere aan de Apotheker-onderzoeker overgemaakte brieven van 21 april 2011 en van 3 mei 2011 - via zelf opgestelde geschriften (als 'auteur' of als 'redacteur') in 'vlugschriften', 'bijdragen', 'artikelen' of 'reacties' van onwelwillende, lasterlijke (in de feitelijke betekenis van het woord), niet discrete of niet eerbiedige commentaren over (de wijze van het handelen van) de (andere) gezondheidsbeoefenaars (i.z.v. de geneesheren, de voorschrijvende artsen of 'de medische wetenschap'), over de wijzen waarop bepaalde geneesmiddelen in de handel zijn gebracht of geregistreerd door de overheden of instellingen van de volksgezondheid of over de kenmerken of eigenschappen van deze geneesmiddelen blijk te geven;

door het ontplooien van een commerciële activiteit (via deze website met de promotie voor de eigen boeken of bijdragen) die kennelijk niet in overeenstemming met de structuren van de gezondheidszorg, in zoverre deze het vertrouwen of de geloofwaardigheid van de patiënten of het publiek in de kwaliteit of veiligheid van de voorgeschreven en de afgeleverde (vergunde) geneesmiddelen of de zorgverstrekking, in gevaar wordt gebracht;

door de patiënten of het publiek niet correct voor te lichten of op een objectieve wijze te informeren over de vereisten, over de voorwaarden, over het toezicht en de controle bij - en tijdens - het in de handel brengen of _het registreren van geneesmiddelen (en navolgend) door de overheid en over de taak van de apothekers bij het verstrekken van de handelingen van farmaceutische zorg (bij de verantwoorde aflevering van voorschriftplichtige geneesmiddelen), bij het waken over de farmaceutische opvolging van de patiënt, bij de opvolging en de mededeling van een melding van elk met het geneesmiddelengebruik verband houdend 'incident' (van een 'bijwerking' of van een 'optredende reactie') bij een patiënt aan de bevoegde diensten en over de medewerking van de apothekers aan de geneesmiddelenbewaking (die door de overheid, deskundigen en bijzondere diensten worden opgevolgd), dit alles om ten behoeve van de patiënt een integrale kwaliteitszorg in samenwerking met de geneesheren, voorschrijvers en zorgverstrekkers permanent te verzekeren;

en van alle (overige) feiten blijkens het dossier van de tuchtzaak; deze individueel of in samenhang (te) bezien, van zware fouten die als inbreuken, als schending of miskenning van normen, plichten of waarden, de eer en de waardigheid van het beroep aantasten of kunnen aantasten.

Dit alles onder alle voorbehoud van aanvulling of uitbreiding met desgevallend andere de ten laste gelegde feiten (bij inbreuken of bij een schending van normen, plichten of waarden) - naar recht - indien blijkt dat Apotheker (Apr.) HAESBROUCK Fernand vanaf 18 januari 2011 als geregistreerde, als gemachtigde of op enige andere wijze van een met de artsenijbereidkunde overeenstemmende effectieve beroepsactiviteit of bedrijvigheid van 'praktiserende' beoefenaar doet blijken of dit aannemelijk wordt gemaakt.

Bij brief d.d. 5 september 2011 deelde apotheker HAESBROUCK aan de Provinciale Raad mee dat hij de oproeping pas had ontvangen op zaterdag 3 september 2011 en dat hij over meer tijd diende te beschikken om zich passend voor te bereiden; daarom vroeg hij uitstel.
Met verwijzing naar het EVRM en het BuPo-verdrag vroeg hij ook de openbare behandeling van de zaak.

Niettegenstaande dit verzoek werd de zaak - bij verstek - behandeld op de zitting d.d. 12 september 2011 en voor uitspraak vastgesteld op 3 oktober 2011.

In de bestreden beslissing - uitgesproken op 3 oktober 2011 - werd het verzoek tot uitstel verworpen omdat het niet ter zitting werd geformuleerd en omdat de verzoeker tijdig en op regelmatige wijze was gedagvaard.

Het verzoek tot openbare behandeling werd eveneens afgewezen.

Ten gronde werden de feiten bewezen geacht omdat niet kon betwist worden dat apotheker HAESBROUCK minstens de auteur of de redacteur was van de geschriften gepubliceerd op de website www.adhdfraude.net en van berichten of vlugschriften welke werden verspreid via een blog-functie.
Er werd geoordeeld dat de teksten, waarvan sprake, geen objectieve informatie bevatten en schade kunnen toebrengen aan de gezondheidszorg.
Ingaande op de vraag, gesteld in de dagvaarding, werd voorbehoud verleend voor eventuele latere vervolging.

Er werd hem de tuchtstraf van berisping opgelegd.

Het hoger beroep :
Standpunt van apotheker HAESBROUCK zoals voorgedragen in de beroepsakte en de synthesebesluiten.

In de beroepsakte en in de syntheseconclusie neergelegd op 3 mei 2012 voert apotheker HAESBROUCK aan :
dat de dagvaarding geen precieze omschrijving geeft van de ten laste gelegde feiten en dat de vaagheid hem niet toelaat zich met kennis van zaken te verdedigen;

er werden, aldus de stelling, enkel abstract geformuleerde beginselen ingeroepen zonder enige concretisering en daarbij werd in de dagvaarding nog voorbehoud gemaakt om de vervolging uit te breiden;

de eigenlijke, inleidende, klacht werd niet voorgelegd en de identiteit van de klager werd niet bekend gemaakt;

er wordt voorgehouden dat de vervolging niet kan steunen op een anonieme getuige;

in toepassing van art. 6 § 1 E V RM moet apotheker HAESBROUCK de mogelijkheid hebben tegenspraak te voeren omtrent elk stuk en/of elk betoog dat van aard is het oordeel van de rechter te beïnvloeden;

er werd hem onvoldoende tijd gegeven om zijn verdediging voor te bereiden;

de oproeping werd pas ontvangen op 5 september 2011 om te verschijnen op 12 september 2011, d.i. minder dan 15 dagen en de datum van ontvangst moet in aanmerking genomen worden - niet de datum van verzending;

art. 6 § 1 EVRM werd ook geschonden omdat er geen openbare behandeling was en omdat de samenstelling van het rechtscollege (de Provinciale Raad) geen garantie biedt op een eerlijk proces daar het bestaat uit beroepsbeoefenaars;

ook wordt gesteld dat de beslissing niet werd ondertekend door de magistraat-assessor;

de motiveringsplicht werd geschonden omdat de tenlasteleggingen en de beslissing zijn gesteld in occulte en niet te begrijpen bewoordingen (exceptio obscuri libelli);

het recht op vrije meningsuiting, beschermd door art. 19 Grondwet en art. 10 EVRM, wordt geschonden omdat door de vervolging gepoogd wordt hem monddood te maken in het maatschappelijk debat en dit zonder de (on-)gegrondheid van de afwijkende mening te onderzoeken;

minstens had moeten aangegeven worden welke dwingende redenen de beperking van de vrije meningsuiting rechtvaardigen;

voor de Raad van Beroep bestaat er wapenongelijkheid omdat de tegenpartij (Nationale Raad) verschijnt in een dubbele hoedanigheid, te weten eenmaal als adviserend orgaan vertegenwoordigd door een afgevaardigde van de Nationale Raad en anderzijds door de Voorzitter en de Magistraat-assessor van de Nationale Raad, als procespartij.

1. Standpunt van de Voorzitter en de magistraat-assessor van de Nationale Raad:
Deze partij houdt voor dat :

de dagvaarding geen precieze omschrijving moet bevatten van de feiten en dat het volstaat de aard ervan, te dezen een conglomeraat van feiten, aan te geven; zij meent dat de dagvaarding voldeed aan dit vereiste;

dat, in tuchtzaken, de juiste en volledige kwalificatie moet gegeven worden door de tuchtrechter;

dat niet de vervolgende instantie (in casu in de dagvaarding) maar wel de tuchtrechter moet afwegen of de vrije meningsuiting in het gedrang zou komen en, eventueel, of er daarvoor redenen zijn;

dat het in casu niet gaat om een anonieme 'getuige' maar om een anonieme klacht;
dit is geen bewijsmiddel maar kan wel de aanleiding zijn voor een onderzoek en, wanneer de klacht gegrond lijkt, tot vervolging;
dat de oproepingstermijn van art. 28 van het K.B. van 29 mei 1970 werd nageleefd daar de dagvaarding werd verzonden meer dan 15 dagen voor de zitting waarop de apotheker diende te verschijnen;
dat de Provinciale Raad in beginsel zetelt met gesloten deuren;
dat uit het enkel feit dat het rechtscollege (Provinciale Raad) hoofdzakelijk is samengesteld uit beroepsgenoten niet kan afgeleid worden dat het niet optreedt als een onafhankelijke en onpartijdige rechter;
dat de verwijzing naar vroegere feiten niet strijdig is met de vereisten van onafhankelijkheid en onpartijdigheid;
dat de motiveringsplicht werd nageleefd omdat in de beslissing op voldoende wijze is aangegeven waarom de tenlasteleggingen bewezen geacht werden;
ten gronde wordt gesteld dat de vrije meningsuiting kan beperkt worden in het algemeen belang, in het belang van de volksgezondheid en in het belang van de regels eigen aan het beroep;
dat de Provinciale Raad terecht heeft geoordeeld dat de deloyale en deontologisch laakbare uitspraken kunnen gesanctioneerd worden omdat de plicht van objectiviteit belangrijk is nu apotheker HAESBROUCK zich richt tot een onbekend publiek, te weten alle personen die via het internet informatie opzoeken;
de veroordeling van deze gedragingen is dan ook geen ongegronde beperking van de vrije meningsuiting.

De Voorzitter en de magistraat-assessor vragen dan ook dat de bestreden beslissing zou bevestigd worden.

De eerste behandeling van de zaak.

Bij de behandeling van de zaak op 31 mei 2012 heeft de Raad van Beroep de navolgende punten voorgelegd aan de partijen:

1. dezelfde magistraat-assessor maakte deel uit van de onderzoekscommissie en was aanwezig bij de behandeling ten gronde; dat kan mogelijks aanleiding geven tot nietigverklaring van de bestreden beschikking omdat de magistraat in een dubbele hoedanigheid heeft kennis genomen van het dossier.

2. In de bestreden beschikking staat in het dictum : "Verstaat dat het in de oproeping van 26 augustus 2011 weerhouden voorbehoud en hier overgenomen - door de keuze van de betrokkene en de gevolgen daarvan voor het onderzoek - onverkort blijven gelden". Kan de rechter voorbehoud verlenen ?

3. Het onderzoek had betrekking op de site www.haesbrouck.be. Van deze website is in het dossier geen volledige uitprint; er werden enkel een paar zinnen uit 'een' website opgenomen in het verslag (st.13) maar gelet op wat werd gesteld in de dagvaarding en in de bestreden beslissing is er geen zekerheid dat deze zinnen afkomstig zijn van de website http://www.haesbrouck.be of van een andere;

4. In de oproeping (dagvaarding) en in de beslissing gaat het niet over de website http://www.haesbrouck.be maar over de website adhdfraude.net terwijl nergens uit blijkt dat voordien een onderzoek werd gelast of ingesteld naar de inhoud van deze laatste website. Kan een onderzoeker een onderzoek voeren over iets anders dan wat hem opgedragen was en kan de dagvaarding gaan over een zaak welke niet het voorwerp heeft uitgemaakt van een onderzoek ?

In de dagvaarding en in de bestreden beslissing wordt ook verwezen naar 'vlugschriften', 'bijdragen', artikelen' en 'reacties' waarvan de inhoud niet terug te vinden is in het dossier.

5. De Provinciale Raad heeft de zaak behandeld bij verstek.
In de bestreden beschikking werd gesteld dat apotheker HAESBROUCK tijdig en regelmatig werd opgeroepen. Hijzelf heeft steeds beweerd dat hij de oproeping slechts heeft ontvangen op 3 september 2011, hetzij laattijdig. De vraag rijst of voor het berekenen van de termijn toepassing moet gemaakt worden van de bepalingen van het Gerechtelijk Wetboek art. 52 en volgende.
Standpunten van de partijen na voortzetting :

1. De Voorzitter en de magistraat-assessor van de Nationale Raad houden voor :

dat de scheiding tussen het onderzoek en de beslissing wel gerespecteerd werd omdat de magistraat niet heeft deelgenomen aan de uitspraak en dat, wanneer de Raad van Beroep er anders zou over oordelen deze de zaak kan evoceren;

dat het 'voorbehoud' waarvan sprake in de dagvaarding en de beslissing niet diende om de feiten mogelijks uit te breiden omdat zulk njet kan;

dat op de website Haesbrouck.be met links wordt verwezen naar de website adhdfraude.net waar HAESBROUCK een weblog had en dat de artikelen kunnen worden gelezen op de beide websites, zodat het niet terzake doet dat in de dagvaarding en de beslissing werd verwezen naar de website adhdfraude.net in plaats van naar de website Haesbrouck.be waarvan sprake in de klacht en in het onderzoek;

dat de afwezigheid van een uitprint geen invloed heeft omdat een uitprint slechts een weergave is op een andere drager en dit dan ook niet vereist is;

om elke discussie te vermijden werd thans een uitprint gevoegd;

dat er geen precisering nodig is omdat de tenlastelegging slaat op een conglomeraat van artikelen die allen op een ongebreidelde, ongenuanceerde wijze een mening ventileren welke deontologisch laakbaar is;

dat de oproepingstermijn wel werd gerespecteerd omdat volgens art. 28 van het K.B. van 29 mei 1970 de termijn begint te lopen op het ogenblik waarop de oproeping wordt verzonden of 'gestuurd' zoals in dit artikel staat.

2. Apotheker HAESBROUCK voert aan :

dat er onzekerheid bestaat over de vraag of het noodzakelijk onderscheid tussen de onderzoeksfase en de beslissing wel werd gerespecteerd;
dat door het 'voorbehoud' (gemaakt in de dagvaarding) de mogelijkheid werd gelaten de tenlasteleggingen uit te breiden en dat zulks bewijst dat deze onvoldoende gepreciseerd waren;

inzake de vraag in verband met de onderscheiden websites Haesbrouck.be en adhdfraude.net wordt de toelichting van de Nationale Raad niet tegengesproken;

wat betreft het ontbreken van een uitprint beweert apotheker HAESBROUCK dat de Voorzitter en de magistraat-assessor van de Nationale Raad voorbijgaan aan het bewijsrecht dat aan strikte voorwaarden is onderworpen, met name het bestaan van een geschreven tekst;

een loutere verwijzing naar een website is, aldus de stelling, geen wettig bewijs - ook omdat het onvoldoende gepreciseerd is;

dat niet wordt gepreciseerd in welke publicaties en door welke beweringen de eer en de waardigheid zouden geschonden zijn;

inzake de oproepingstermijn legt apotheker HAESBROUCK het bewijs neer, afgeleverd door de postdiensten, waaruit blijkt dat de aangetekende zending vruchteloos op zijn adres werd aangeboden op 29 augustus 2011 en dat hij ze pas op 3 september 2011 heeft afgehaald zodat hij niet beschikte over een termijn van 15 dagen, zoals gesteld in art. 28 van het K.B. van 29 mei 1970. Hij stelt dat niet de datum van verzending in aanmerking moet worden genomen (stelling van de Nationale Raad) maar wel deze van de ontvangst;

tenslotte heeft hij ook bedenkingen bij de personen de geloofwaardigheid van de klager.

Beoordeling :

1. De dagvaarding werd verzonden op vrijdag 26 augustus 2011 en apotheker HAESBROUCK diende te verschijnen op 12 september 2011. Volgens de Voorzitter en de magistraat-assessor van de Nationale Raad was de oproeping tijdig omdat de datum van verzending in aanmerking zou moeten genomen worden (art. 28 van K.B. van 29 mei 1970 tot regeling van de organisatie en de werking van de raden van de Orde der Apothekers gebruikt het woord 'gestuurd').

Apotheker HAESBROUCK houdt voor - en bewijst door voorlegging van een stuk afgeleverd door de postdiensten - dat hij de uitnodiging pas heeft ontvangen (afgehaald) op 3 september 2011, en derhalve laattijdig.

De tekst van voormeld art. 28 laat niet toe aan te nemen dat de datum van 'verzending' in aanmerking moet genomen worden. In toepassing van art. 2 Ger. W. moet de termijn berekend worden - in casu : moet de aanvangsdatum bepaald worden - rekening houdend met de artikelen 52 en volgende van dit wetboek. Derhalve begint de termijn te lopen 'vanaf de dag na die van de akte of de gebeurtenis die hem doet ingaan' (art. 52) en wanneer, zoals in huidig geval, de kennisgeving is gebeurd bij aangetekende brief 'vanaf de derde werkdag die volgt op die waarop de brief aan de postdiensten overhandigd werd, tenzij de geadresseerde het tegendeel bewijst' (art. 53, 2°).
Te dezen begon de termijn derhalve slechts te lopen vanaf woensdag 31 augustus 2011. In toepassing van deze bepalingen was de oproeping dan ook laattijdig.
Apotheker HAESBROUCK bewijst dat de oproeping werd aangeboden op 29 augustus 2011. Maar ook wanneer deze datum in aanmerking wordt genomen, was de oproeping laattijdig. Er kan geen rekening worden gehouden met de datum waarop hij de zending daadwerkelijk heeft afgehaald omdat een late afhaling uitsluitend aan hemzelf moet toegeschreven worden.

Apotheker HAESBROUCK heeft evenwel niet gesteld dat de vordering niet ontvankelijk zou zijn en hij heeft voor de Raad van Beroep de discussie en de beoordeling aanvaard.

2. Inzake de beweerde nietigheid van de bestreden beslissing omwille van de aanwezigheid van dezelfde magistraat als bij het onderzoek :

Uit de stukken blijkt dat de magistraat-assessor die deel uitmaakte van de onderzoekscommissie ook - weze het met raadgevende stem - zetelde in de Provinciale Raad die de bestreden beslissing heeft uitgesproken.
De taken van onderzoek en beoordeling moeten strikt gescheiden worden opdat bij de vervolgde persoon geen schijn van partijdigheid of vooringenomenheid van de Raad zou kunnen ontstaan. Deze scheiding werd in het huidig geval niet nageleefd. Daarom moet de bestreden beslissing vernietigd worden. De Raad van Beroep moet de zaak aan zich trekken en beslissen over het geheel van de zaak.

3. Uit de omstandigheid dat apothekers deel uitmaken van het tuchtrechtcollege valt niet af te leiden dat deze niet oordelen als onpartijdige en onafhankelijke rechters in de zin van art.6.1 EVRM.

De wettige samenstelling van de Provinciale Raad, inzonderheid het groot aantal apothekers, vormt geen beletsel voor een eerlijk proces en daarenboven is de Raad van Beroep een door de bepaling van voormeld artikel geviseerde rechter die aan de vereisten van deze verdragsbepaling voldoet en bevoegd is om de beslissingen van de Provinciale Raad in rechte en in feite te toetsen. Het recht op een eerlijk proces werd derhalve niet miskend door de aanwezigheid van een groot aantal apothekers in de Provinciale Raad.

4. Apotheker HAESBROUCK stelt ten onrechte dat er in deze zaak sprake is van een 'anonieme getuige'. De klager is bij naam gekend. Het feit dat hij niet werd ondervraagd of nader geïdentificeerd, is niet relevant. De bewijsvoering steunt niet op de gegevens welke deze persoon heeft aangevoerd en een anonieme klacht kan aanleiding geven tot onderzoek en - wanneer de feiten bewezen voorkomen - tot vervolging en, eventueel, veroordeling.

5. Dat in de dagvaarding 'voorbehoud' werd gevraagd en dat dit door de Provinciale Raad ook werd verleend, is strijdig met een normale rechtsgang omdat het betrekking heeft op toekomstige feiten.

6. Ten onrechte meent apotheker HAESBROUCK dat de magistraat-assessor van de Provinciale Raad ook de bestreden beslissing had moeten ondertekenen; de magistraat maakt geen deel uit van het beslissend college dat deze raad is, maar verleent enkel advies.

7. Apotheker HAESBROUCK beweert dat er voor de Raad van Beroep 'wapenongelijkheid' bestaat omdat de Nationale Raad alhier zou verschijnen in een dubbele hoedanigheid, te weten eenmaal als partij (vertegenwoordigd door de Voorzitter en de magistraat-assessor) en eenmaal als adviserend orgaan (vertegenwoordigd door een afgevaardigde bij de Nationale Raad)

Deze bewering mist elke grond omdat de Voorzitter en de magistraat-assessor, als appellanten, optreden krachtens een bevoegdheid welke hen persoonlijk - en niet aan de Nationale Raad - is toegekend door art. 21 K.B. nr. 80 van 10 november 1967 betreffende de Orde der apothekers (vgl. Cass. 13 juni 1980).

8. De Voorzitter en de magistraat-assessor beweren - maar bewijzen niet - dat de teksten, gepubliceerd op de website adhdfraude.net ook zijn opgenomen op de website haesbrouck.be en leiden daaruit af dat het niet ter zake doet dat het onderzoek werd bevolen voor de ene

website terwijl de vervolging en de veroordeling geschiedde voor de andere.

Apotheker HAESBROUCK betwist niet dat dezelfde teksten voorkomen op de beide websites.

9. De Voorzitter en de magistraat-assessor leggen thans - na een eerste behandeling door de Raad van Beroep - een uitprint voor van de website·adhdfraude.net; deze omvat meer dan 100 bladzijden verspreid over meerdere artikelen.

De vervolging had daarenboven betrekking op 'vlugschriften, bijdragen artikelen en reacties' en zelfs op boeken, dit alles zonder enige nadere omschrijving of zonder voorlegging ervan.
Het feit dat de stukken waarop de beschuldigingen steunen, niet bij het dossier waren gevoegd op het ogenblik waarop de vervolging werd ingesteld (d.i. de dagvaarding) vormt een ernstige schending van de rechten van verdediging en is strijdig met art. 6.3 EVRM waar dit bepaalt dat een ieder die vervolgd wordt het recht heeft om "onverwijld en in een taal welke hij verstaat, en in bijzonderheden, op de hoogte te worden gesteld van de aard en de reden van de tegen hem ingebrachte beschuldigingen".

Bovendien is het thans onmogelijk na te gaan of deze stukken het voorwerp hebben uitgemaakt van het onderzoek, van de vervolging en van de veroordeling door de Provinciale Raad.

De vervolgde partij heeft het recht kennis te kunnen nemen van alle stukken waarop de vervolging steunt en van elk stuk dat van aard is het oordeel van de rechter te beïnvloeden. Door het niet (tijdig) voorleggen van de stukken waarop de vervolging steunde, werd dit recht geschonden.
Er kan daarom geen rekening worden gehouden met de thans laattijdig voorgelegde stukken.

10. Het recht op vrije meningsuiting is geen vrijgeleide om beschuldigingen te uiten of te verspreiden welke de eer en de waardigheid van het beroep schenden. Er moet in concreto worden nagegaan of dit al dan niet het geval is.

11. De ten laste leggingen zijn dermate vaag en algemeen dat ze niet vatbaar zijn voor tegenbewijs. De bewijslast rust op de vervolgende partij maar wordt hier omgekeerd : er wordt van de vervolgde partij een 'negatief bewijs' gevraagd, te weten het bewijs dat hij nooit, in

geen enkel stuk, enige bewering zou hebben geuit welke strijdig zou zijn met de eer en de waardigheid van het beroep. Zulk bewijs kan onmogelijk worden geleverd en kan dan ook niet worden geëist.

12. Uit dit alles volgt dat de ten laste gelegde feiten niet bewezen zijn.

OM DIE REDENEN

De Nederlandstalige Raad van Beroep van de Orde der Apothekers, zetelend te Brussel, Rechtsprekend op tegenspraak en met de vereiste meerderheid van stemmen:
Gelet op de artikelen 1, 4, 12, 13, 20 § 2, 21, 24 en 25 van het Koninklijk Besluit nr 80 van I0 november I 967; 12, 13, 32, 34, 35 en 36 van het Koninklijk Besluit van 29 mei 1970, alsook art. 24 van de wet van l5juni 1935;

Ontvangt de hoger beroepen en er over beslissende :
doet de bestreden beslissing teniet, trekt de zaak aan zich en ten gronde recht doende over het geheel van de zaak :

zegt dat de ten laste gelegde feiten niet bewezen zijn en spreekt apotheker HAESBROUCK vrij.

Aldus uitgesproken door de Nederlandstalige Raad van Beroep van de Orde der Apothekers, zetelend te Brussel, in openbare zitting, op achttien oktober 2012,

En waar aanwezig waren :
Mw. N. VAN ISTERDAEL, Em. Kamervoorzitter in het Hof van beroep te Gent, Dhr. K. VAN HERCK Kamervoorzitter in het Hof van beroep te Brussel, Dhr. Ch.Ph.VERMYLEN,Kamervoorzitter in het Hof van beroep te Brussel, Dhr. L. GALLET, Em. Kamervoorzitter in het Hof van beroep te Gent, Dhr. J. VANHOUCHE,Em. Kamervoorzïtter in het Hof van beroep te Antwerpen

Dhr. Apr. B. DE BRABANTER, (provincie Vlaams Brabant), Mw. Apr. V. VANBEKBERGEN , (provincie Limburg) , Dhr. Apr. J. DE BOLLE , (provincie Oost-Vlaanderen), Mw. Apr. A. LEENESONNE , (provincie West-Vlaanderen), Dhr. Apr. G. MEEUSSEN , (provincie Antwerpen) Leden,

Dhr. F. HOUBEN, Secretaris, Griffier in het Hof van beroep te Brussel,

Opgepast voor het hypotheekkantoor

Wat overheden, media, ombudslui en belangenorganisaties achterhouden.

Zoals iedereen weet, hebben 90% van de koppels, die een huis wensen te kopen of te laten bouwen een lening nodig ...

Deze lening wordt op het Hypotheekkantoor ingeschreven door het notariaat.
Spijtig genoeg vormt het Hypotheekkantoor, sinds generaties, ook een verfijnde en achterbakse manier om aan grote fraudeurs (witteboordencriminelen) beslag te laten leggen op vastgoed en/of op de erfenis van bejaarde mensen of van alleenstaande vrouwen ...

Zo kan het gebeuren dat, op bepaalde Hypotheekkantoren, er, achter onze rug om, een schijnschuld wordt ingeschreven door het notariaat, een zogenaamde "lening", waarvan de bank geen bewijs kan laten zien, maar die alleen maar bestaat op het Hypotheekkantoor en in de notulen van "mijnheer" notaris ...

Jaren later, wanneer wij dood zijn en dat onze kinderen van ons zouden moeten erven, vertelt "men" dat "het geld uit de verkoop of erfenis niet kan overgemaakt worden aan de rechtmatige erfgenamen, omdat de overledene schulden had ... en dat deze gelden aan de bank dienen terugbetaald! ..."

Sommige leden van het notariaat vragen dan aan de erfgenamen "te willen afzien van de erfenis", omdat er alleen maar "schulden" te erven zijn of zorgen ervoor dat er onverdeeldheid ontstaat onder de erfgenamen, zodat het geld wat langer of definitief op de derden rekening van deze notaris kan blijven "plakken" ...

Op dezelfde wijze worden via datzelfde Hypotheekkantoor, stante pede, betrapte fraudeurs (handlangers van sommige notarissen, zoals boekhouders en bankagenten, die volmacht hebben op de gelden van hun niets vermoedende klanten) eveneens voorgewend onvermogend gemaakt, via inschrijving op het Hypotheekkantoor van derderangs leningen (hypotheek) op reeds bestaande eersterangs- en tweederangs leningen (hypotheken) op hun vastgoed (juridisch totaal overbodig!).

Zo zullen de slachtoffers van een bankagent nooit vergoed kunnen worden uit de verkoop van het vastgoed van de betrapte bankagent en worden de gelden uit deze verkoop achter de rug van rechtbank en slachtoffers stiekem herverdeeld onder notariaat en handlangers, die opnieuw beweren dat het geld naar de eerste schuldeiser moet overgemaakt worden: "de bank"!.

Zo zie je maar hoe sommigen - op frauduleuze en ongestrafte wijze - stinkend rijk worden, terwijl anderen machteloos moeten toezien hoe ze geplunderd worden via deurwaarders (=vaak handlanger van notariaat, "Pro Justitia", die plaatselijk voor eigen rechtertje spelen) en dan nog eens gerechtskosten moeten betalen voor niets uithalende procedures.

Een verwittigd man is er twee waard: ik zou maar eens op het Hypotheekkantoor gaan kijken of niemand stiekem onder mijn naam schijnschulden is gaan inschrijven ...
En dan nog oppassen ook voor "dubbele boekhouding" op dat Hypotheekkantoor, waar je twee keer achter mekaar andere documenten (versies) aantreft en waar je als gewone burger duidelijk niet welkom bent, waar men je laat betalen voor inzage en dan nog eens je naam, adres en datum van je bezoek inschrijft, zodat men bovenaan kan controleren welk slachtoffer reeds te veel weet over dergelijke mensonterende praktijken anno 2014!

Definitieve plundering van slachtoffer en erfgenamen via negatief kaskrediet bij bankagent..

Wanneer ik in augustus 2006 wat geld afhaal van mijn spaarboekje om op vakantie te gaan, blijft toevallig een rekeninguittreksel van mijn vrouw "plakken" aan mijn uittreksel: stand van haar rekening -**(min!) 12.000 euro** ... !

Wanneer ik dit aan mijn vrouw voorleg, begrijpt zij dit niet, want noch zij zelf, noch haar moeder hebben ooit zelf hun financiën beheerd na de dood van haar vader: de vertrouwde bankagent had altijd alles voor hen beide geregeld ... !

Wanneer de bankagent terug gekeerd is uit vakantie, gaan wij hem vragen hoe het komt dat mijn vrouw op -(min) 12.000 euro staat. Zijn uitleg luidt als volgt: *"Dit was noodzakelijk om later bij het OCMW opgenomen te kunnen worden en een goedkoop appartement te kunnen huren ..."*

Wat stak hier in werkelijkheid achter?

De plaatselijke notaris had bij de verkoop van hun drie villa's mijn schoonmoeder en vervolgens ook mijn vrouw reeds volledig kaalgeplukt via volmachten, roerend beslag op gelden en schijnschulden door hem zelf stiekem ingeschreven op het hypotheekkantoor, waardoor het geld uit de verkoop van hun drie huizen zogezegd "aan de bank" moest overgemaakt worden ...

Mijnheer de notaris had echter opgemerkt dat mijn vrouw op haar appartement dure meubels uit de 19eeuw had, evenals schilderijen en kostbare pentekeningen ...

Om bij overlijden van mijn vrouw de hand te kunnen leggen op deze kostbaarheden, had de bankagent opdracht gekregen van de notaris om aan mijn vrouw, die zelfs geen pincode had gekregen om zelf met haar bankkaart geld uit de muur te halen, een kaskrediet aan te smeren en had hij vervolgens – nog steeds in opdracht van het notariaat - haar stiekem in het rood gezet.

Bedoeling was om, na haar overlijden, aan haar twee kinderen een negatief kaskrediet te laten zien, zodat zij zouden afzien van de erfenis. Om deze "schulden" weg te werken, zouden de laatste meubels en kunstwerken voor een appel en een ei kunnen aangeworven worden via een andere handlanger van mijnheer de notaris, die ze dan zelf kan verwerven of doorverkopen voor heel veel geld.

Bepaalde handelaars, die plots failliet gaan "omdat hun boekhouder hun rekening in het rood heeft gezet" (hij heeft immers volmachten op deze rekeningen!) geloven heel naïef dat het hun boekhouder was, die deze misdaad pleegde en beseffen niet dat deze slechts een tussenpersoon is, een handlanger, die tegen vaste commissie handelt in opdracht van het verzwegen notariaat.
Zo zie je maar dat de graaicultuur van het notariaat onverzadigbaar is en kan steunen op oneindig vele werkwijzen via derden, die voor de onschuldige leek niet te vermoeden zijn.

Alles is jaren op voorhand berekend!

Plaatselijke bankagent, makelaar, curator, deurwaarder of verzekeringsmakelaar fungeren hier als handlangers van het notariaat en één ding is zeker: je gehele erfenis gaat er aan!

PS. De betrapte bankagent legde volledige bekentenissen af bij gerechtelijke politie, bank en rechtbank, maar werd binnen de vijf dagen door zijn notaris en bank voorgewend onvermogend gemaakt door inschrijving, op het hypotheekkantoor van Antwerpen, van torenhoge schijnschulden, goed voor 600.000 euro fictieve schulden bij de bank, zodat zijn slachtoffers uit de verkoop van zijn onroerend goed zelfs niet één euro konden puren en dat deze gelden achter de rug van rechtbank en slachtoffers stiekem konden herverdeeld worden onder notariaat, bank en bankagent.

Uit: lotgevallen van ervaringsdeskundigen.
Met dank aan de opsteller.

Blijft Dehaene zwijgen?

Op 24 augustus 2014 plant eerste-minister Elio DiRupo een ontmoeting met de ouders van de ontvoerde, verkrachte en vermoorde kinderen door de bende van Dutroux.

Een gebeurtenis waarbij de leider van de regering de bevolking zal aantonen op welke manier de overheid meeleeft met het leed van de getroffen families.

Terwijl...

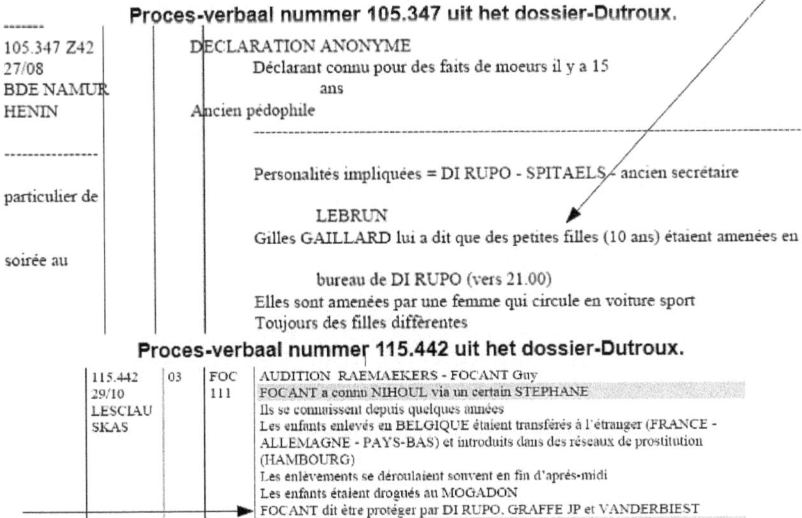

Omstreeks 16.00 uur worden de ouders verwacht bij het kabinet van minister Turtelboom. Het is de bedoeling hun eisen uit te leggen voor een grondige hervorming van justitie. Later, op vrijdag 24 augustus, volgt een ontmoeting met premier Di Rupo.

Proces-verbaal nummer 105.347 uit het dossier-Dutroux.

105.347 Z42
27/08
BDE NAMUR
HENIN

DECLARATION ANONYME
Déclarant connu pour des faits de moeurs il y a 15 ans
Ancien pédophile

Personalités impliquées = DI RUPO - SPITAELS - ancien secrétaire particulier de LEBRUN
Gilles GAILLARD lui a dit que des petites filles (10 ans) étaient amenées en soirée au bureau de DI RUPO (vers 21.00)
Elles sont amenées par une femme qui circule en voiture sport
Toujours des filles diffèrentes

Proces-verbaal nummer 115.442 uit het dossier-Dutroux.

115.442 29/10 LESCIAU SKAS	03	FOC 111	AUDITION RAEMAEKERS - FOCANT Guy FOCANT a connu NIHOUL via un certain STEPHANE Ils se connaissent depuis quelques années Les enfants enlevés en BELGIQUE étaient transférés à l'étranger (FRANCE - ALLEMAGNE - PAYS-BAS) et introduits dans des réseaux de prostitution (HAMBOURG) Les enlèvements se déroulaient souvent en fin d'aprés-midi Les enfants étaient drogués au MOGADON FOCANT dit être protéger par DI RUPO. GRAFFE JP et VANDERBIEST

Tot op welk staatsniveau wordt pedofilie gedoogd?
Die man zou strafbare feiten hebben gepleegd, zelfs misschien feiten, die net als bij veel van die pedofielen ook wel verjaard zullen zijn.

Net als bij veel andere pedofielen duikt ook hier de term schuldig verzuim op. Hoelang moet de verjaringstermijn wel zijn eer J.L.Dehaene uitleg zal geven over de reden en de constructie waarbij feiten die toen strafbaar werden geacht, onder de mat werden geschoven?[12]

Wat volgt is een deeltje uit een tekst die de details beschrijft op welke manier in 1996 de pers een oordeel heeft gevormd van de doofpotoperatie.
Nu blijft die pers akelig stil.

---

van een partijpolitiek spel. Het gerecht kreeg voor dit onderzoek ongewone beperkingen opgelegd. Volgens *Dirk Achten* in *De Standaard* (hoofdart., 22.11.96, onder de sprekende titel "Kan dit nog?"), reageerden vele politici "met sprakeloze verbazing" op "de beschermingsoperaties rond Di Rupo"; die operaties, aldus Achten, duwen "het prestige van de regering naar een dieptepunt". De regering-Dehaene moest op dat moment op eieren lopen om in leven te blijven, en kon zich geen twist met de PS veroorloven. Dehaene was politiek verplicht Di Rupo te beschermen hoewel er volgens prokureur Van Oudenhove "voldoende ernstige feiten voorlagen om Di Rupo in beschuldiging te stellen". De politiek verhinderde dit, "een schande" volgens Van Oudenhove (*De Standaard*, 21.11.96). Door een juridische spitsvondigheid wist de Kamer wel het dossier maar niet de man Di Rupo, naar Cassatie (dat over ministers in funktie dient te oordelen) te verwijzen, zodat Di Rupo buiten schot bleef. Deze formule, die leidde tot een feitelijke seponering, werd in de toenmalige CVP doorgedrukt door Dehaene. Hij hield staande dat het dit was, of een regeringskrisis en nieuwe verkiezingen. Door een "bruut machtsspel" (*De Standaard*, 14.12.96) werd Di Rupo door de politiek, tegen de mening van het gerecht in, witgewassen van pedofiele en derhalve strafbare seks. Busquin ver-

---

Vrijdag 24 augustus 2012 werden de ouders van vermoorde en misbruikte kinderen ontvangen door de patron en beschermheer van de bende, die hun kinderen misbruikte en vermoordde.

Dat die man nog steeds de patron is verklaart waarom tegen mij op 18 januari 2011 een 'anonieme' klacht werd ingediend bij de orde der apothekers, door een hardcoreflipper uit Herentals, omdat ik enkele weken eerder (4 december 2010)[13]

---

[12] https://www.adhdfraude.net/pdf/NB553.pdf
[13] https://www.adhdfraude.net/pdf/NB279.pdf

een constructie had blootgelegd waarbij de PS-partijkas rijkelijk fondsen afleidt van de ziekteverzekering, om een illegale invoer van grote hoeveelheden methylphenidaat mogelijk te maken om die dan via een eigen distributie-kanaal bij de apotheken te kunnen witwassen.

Die buitgemaakte gelden worden aangewend om de talloze chantagebedragen te financieren aan lieden die in het bezit zijn van de K7'es (cassettes), waarvan sprake in de processen-verbaal van het Dutroux-dossier.

Het wordt dus uitkijken naar nieuwe verkiezingen en die komen eraan in 2014. Van regeringszijde start alvast een charme-offensief, via de pers in Nederland.[14]

Uit: NRC-Handelsblad 27 januari 2014

Kritiek is makkelijk, regeren is moeilijk

De wereld van Elio Di Rupo

Elio Di Rupo
Na een regeringsformatie van 541 dagen werd hij twee jaar geleden premier van België. In mei zijn er weer verkiezingen. Franstalig België draagt hem op handen. De nationalisten in Vlaanderen hekelen 'Ego Elio'.

Ik citeer even uit dit propaganda-verhaal:

Vervolgens ontstond in Vlaanderen hilariteit over Di Rupo's Nederlands. Zoals: „Dat brengt de mensen dikker bij elkaar." Of: „Daar likt het probleem". Een greep uit zijn openbare optredens, met avondvullende tv-satire tot gevolg.
Maar nu, ruim twee jaar later, is het hoongelach verstomd. In korte tijd bereikte Di Rupo akkoorden over staatshervormingen waar regeringsploegen vóór hem hun tanden op stuk beten. Vooral een nieuwe financieringswet moet tegemoet komen aan de kritiek van veel Vlamingen die vinden dat er te veel van hun belastinggeld wordt overgeheveld aan het 'armere, luie Wallonië'. Met de nieuwe wet beschikken de regeringen in de drie gewesten (Vlaanderen, Wallonië en Brussel) binnenkort over veel meer eigen middelen.

---

[14] https://www.adhdfraude.net./pdf/NB769.pdf

Afgelopen zomer zorgde Di Rupo ook voor een soepele troonwissel, met een aftredende koning Albert die vanwege een buitenechtelijke dochter onder vuur lag.
„Nog nooit heeft een regering zo een palmares weten voor te leggen", aldus de politiek commentator van het Vlaamse dagblad De Morgen.
In de aanloop naar de verkiezingen in mei gedraagt Di Rupo zich meer en meer als de staatsman, verheven boven het gekrakeel aan weerszijden van de taalgrens.
„Ze zeiden dat mijn land uit elkaar zou vallen, maar we bestaan nog altijd", zegt Di Rupo. Hij schuift de taartbordjes opzij om ruimte te maken voor documenten die zijn verhaal moeten ondersteunen.
„Zzzjwwww", doet de premier, terwijl zijn vinger een neergaande lijn op een grafiek volgt. „Het vertrouwen in België was weg. Maar ik heb gezorgd voor herstel."

Hij noemt het zijn 'Belgisch recept'. „Mijn regering heeft het begrotingstekort aangepakt, maar tegelijk de koopkracht van burgers beschermd en de economie gestimuleerd." Geheim van het succes, volgens hem: België heeft niet blind het mes overal in gezet, zoals elders in Europa.
Di Rupo: „Ik geloof niet in de shocktherapie van de Europese Commissie. En de cijfers geven mij nu gelijk: België scoort qua economische groei beter dan bijvoorbeeld Nederland."
De intieme eettafelsfeer is omgeslagen in koele zakelijkheid.
Di Rupo dicteert.
Of hij gevoelig is voor de kritiek van Bart De Wevers N-VA die zijn 'recept' schone schijn vindt?
Di Rupo: „Kritiek is makkelijk, regeren is moeilijk. Ik heb stabiliteit gebracht."

Probeer dit verhaal eens te lezen met de ogen van een persoon als Jean-Luc Dehaene.

Het blijven zwijgen moet een hel geweest zijn.
"....Nog nooit heeft een regering zo een palmares weten voor te leggen....".
Je zou voor minder staan vloeken.

Maar de verkiezingen komen eraan en we schrijven 5 april 2014.[15]

[15] https://www.adhdfraude.net/pdf/NB782.pdf

De Standaard ineens maar klein krantje meer na rel rond LL

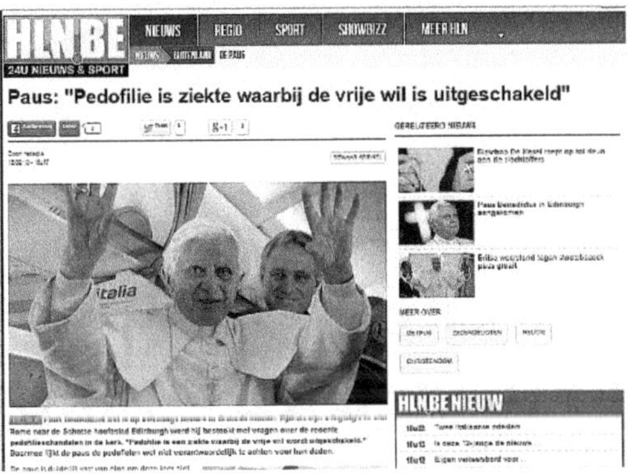
HLN.BE
24U NIEUWS & SPORT
NIEUWS REGIO SPORT SHOWBIZZ MEER HLN

Paus: "Pedofilie is ziekte waarbij de vrije wil is uitgeschakeld"

HLN.BE NIEUW

Klein zinnetje van Laurent Louis op het spreekgestoelte van het parlement, waar je alles mag en moet zeggen.
En toen doken de oude demonen weer op.
Opeens alles van ooit, lang geleden, wat al helemaal vergeten leek.
En ik die dacht dat bij gazetten een persvrijheid heerste.

Ik gunde dit monument van een krant even de tijd om wat archieven te raadplegen.
Want in 1996 vierde journalistiek hoogtij bij De Standaard.

Manu Ruis, Hugo De Ridder en Dirk Achten verleenden gewicht en autoriteit aan objectieve berichtgeving.

Met het stukje van Marc Grammens[16] leek het alsof alles gisteren nog gebeurde.

[16] Blad 85

Maar neen... een bevolking hoeft zich geen nutteloze zorgen te maken en waar rook is, is het vuur vandaag weer snel geblust.
Als het van de kranten van nu afhangt.

Persoonlijk ben ik overtuigd dat de huidige beroepslui van meer op de hoogte zijn dan wat ze meestal (mogen) schrijven.[17]

Op 24 april 2014 was het zover:

Walgelijk nagedachtenis kinderen misbruiken: tu quoque, Elio?

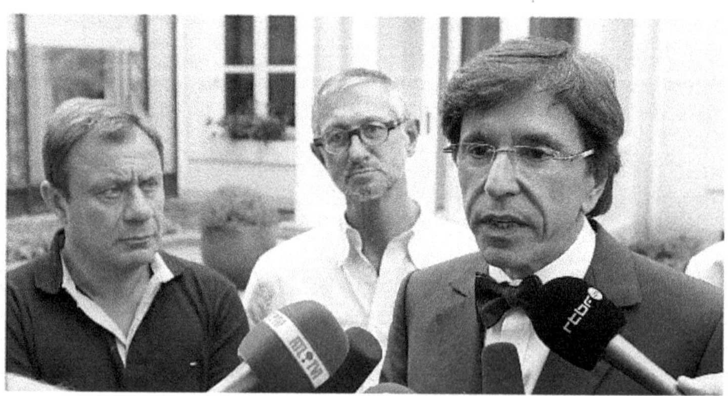

Quid met chanteerbare pedofilie?

---

[17] Blad 89

Na de laatste staatshervorming in dit land blijft alleen nog de sociale voorzorg federaal en nationaal.

Zeer merkwaardig.

Daar regeert en melkt de PS sinds meer dan 10 jaar onafgebroken de staatskas om de nationale bevolking via belastingen de chantagegelden te laten betalen, die het criminele parcours van deze partij uit de openbaarheid moeten bannen.

Niet alleen de belastingbetaler betaalt daarvoor.
Ook de coalitiepartners zitten mee in die tang.

Didier Reynders en Laurent Louis liegen niet.
Waarmee ik ze niet meteen goedkeur.

Machiavellistisch heeft men jarenlang het systeem met de Augiasstal op Sociale Voorzorg mee helpen in stand houden.
Simpelweg omdat men ergens zelf ook aan de staatsuier bleef hangen.

Regeren is zogen aan de melkfabriek van nationale belastingen.

Mijzelf hindert zoiets niet, als de bevolking daar democratisch mee akkoord gaat.

Wat mij wel hindert is de ijver, die ze allemaal ten toon spreiden om de verschillende mechanismen daartoe achter te houden.

Politiek en democratie versmallen tot slogans waarmee je ook waspoeder kan slijten.

Ik hoorde nog niemand uitleggen **waarom** die minister na de Dutroux-commissie de dans met de rechtsgang is ontsprongen.
En nu het land kan regeren.
En protocollair ouders van vermoorde kinderen troostend kan opvoeren bij pijnlijke momenten.

Tu quoque, Elio?

Hoeveel landgenoten hebben, net als ik, met walging het schouwspel ondergaan waarbij vader-Lejeune en vader-Marchal getroost werden door een (politiek-ongrijpbare) mede-verantwoordelijke van de moordmachine die hun kinderen heeft ontvoerd, verkracht en vermoord?[18]

---

[18] Uit de meer dan 1200 processen-verbaal die (ook) begraven werden om deze man in dit land aan de macht te kunnen brengen.

6 mei 2014: Overreactie wanneer een politieke leugen geen leugen meer is.

Overreactie wanneer een politieke leugen geen leugen meer is

MR-vicepremier Didier Reynders betreurt de heisa die ontstaan is na zijn uitspraken in een debat met premier Elio Di Rupo op de RTBF vanmorgen.

Reynders zei vanmorgen op de RTBF dat de liberalen nodig zijn in de federale regering. Hun terugkeer in de regering betekende immers het einde van een periode die gekenmerkt werd door 'de ontvoering en verdwijning van kinderen, de affaires, de dioxinecrisis, ...'. 'De terugkeer van de liberalen was nodig om de orde te herstellen,' aldus Reynders.

De uitspraak van Reynders zorgde voor heel wat reacties op de sociale media. Naast Beke reageerde ook zijn PS-collega Paul Magnette verontwaardigd op twitter. Hij had het een over een "afschuwelijke uitschuiver, een democraat onwaardig".

Reynders zelf, die na het debat naar Wenen vertrok voor een Raad van de Europese ministers van Buitenlandse Zaken, preciseerde bij zijn aankomst in de Oostenrijkse hoofdstad dat hij het beleid van de regering zonder liberalen aan de kaak had willen stellen

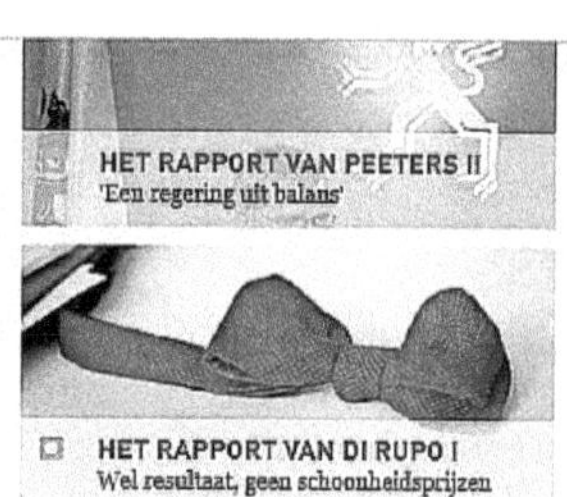

Didier Reynders verwees op RTBF in niet-bedekte bewoordingen naar een verleden, waar de partij van Elio DiRupo niet zo graag aan herinnerd werd.

Leugens allemaal... riep de ganse bevolking in koor.

Welke prik steekt de Belgische politiek?

Zo menselijk en voorbeelden te over, zelfs in de wereldpolitiek.

Theatrale, agressieve en ziedende verontwaardiging, waarover? Weeral een politieke leugen?

Beluister wat VRT1[19] op 06/05/2014 om 13 uur in het nieuws daarover berichtte. Ik heb het bewaard.

---

[19] http://www.adhdfraude.net/mp3/ReyndersVSDiRupo_Radio06052014_Nieuws13uur.mp3

Maar nu denkt iedereen: "Laurent Louis en Didier Reynders zijn de wegbereiders."

Jean-Luc Dehaene kijkt en luistert mee.
Zijn moment lijkt aangebroken.

Op 15 mei 2014 bezoekt Dehaene een koekjesfabriek in Frankrijk en bij het verlaten van het pand maakt hij een val.
En sterft.
Minder dan twee weken voor de verkiezingen.

Het heeft een week geduurd voor de Franse regering het lichaam vrijgaf om naar België terug gebracht te worden.
Van welke deeg bakt men daar koekjes?

Hij kreeg in België een staatsbegrafenis.

Omdat hij bleef zwijgen?

Een chanteerbaar eerste minister?

Marc Grammens

Als Elio di Rupo nu of later Belgisch eerste minister wordt, dan moeten de autoriteiten en de pers ervan uitgaan dat zijn verleden in de internationale media zal worden opgerakeld, en over dat verleden is door toedoen van ondermeer toenmalig eerste minister Jean-Luc Dehaene niet alles bekend.
Er kunnen dus nog geraamten uit de kast vallen.
Als de Britse pers een deelnemer aan het overleg tussen Europese regeringsleiders als een van pedofiele seksuele praktijken verdacht eerste minister kan te kijk stellen, zal ze zeker niet nalaten dat te doen. En meteen zal ook de reputatie van België - dat nog steeds in de wereld bekend staat als het land van Dutroux - weer duchtig in het gedrang komen. Het was immers een publieke schande dat Di Rupo, toen serieuze verdenkingen bij zijn levenswandel werden geuit, niet is moeten aftreden.
Met andere woorden: in het dossier-Di Rupo van de jaren negentig van vorige eeuw versmelten verdenkingen van seksuele omgang met kinderen en een politieke doofpottenbeleid.
Toen de doofpot een feit was, zei **Hugo de Ridder (in De Nieuwe Panorama, 6.11.97**) woordelijk dat Dehaene Di Rupo niet had mogen handhaven als vice-premier, want Di Rupo "gaf toe dat hij wisselende seksuele kontakten had gehad met jongeren".
De Ridder vond dit "een ongeoorloofd machtsmisbruik van een minister", vandaag zou men zeggen: geen geringer machtsmisbruik dan wanneer een bisschop dit doet.
De zaak begon met een onbetrouwbaar getuigenis van een fantast.
De aanklacht die daaruit voorvloeide, werd terecht geseponeerd door het gerecht. Maar onder tussen waren er nog tenminste twee stevige dossiers wegens pedofilie tegen Di Rupo samengesteld, en die waren wel serieus.
De dossiers kwamen onder politieke invloed bij het Hof van Cassatie terecht, waar ze tot ergernis van de prokureur-generaal in de vergeethoek belandden. De regering-Dehaene kon aanblijven, en de waarheid over de beschuldigingen tegen Di Rupo werd niet meer achterhaald, zelfs niet meer onderzocht.
Toenmalig PS-voorzitter Busquin had zijn beschermeling Di Rupo gered door met een regeringskrisis to dreigen.

Het Hof van Cassatie kwam er aan te pas op initiatief van de Kamer, die aan dat Hof de taak had toegekend om de beschuldigingen tegen een minister in funktie (Di Rupo was vice-premier) te onderzoeken. In de praktijk werd het onderzoek zo onttrokken aan de bevoegde speurders.
Mw Liekendael, prokureur-generaal, had het later publiek (**De Standaard, 2.9.98**) over een "onaangename ervaring" en betreurde dat dit te maken had met "de moreel verwerpelijke levenswandel van in opspraak gekomen ministers".
Van zijn kant vertelde de Brusselse prokureur Van Oudenhove aan de bevoegde Kamerkommissie over een doofpotoperatie.
De aanwijzingen tegen Di Rupo waren volgens hem (**DeStandaard, 21.11.96)** genoeg om een gewone in vervolgingstellling te bevelen, maar dat is door de tussenkomst van de Kamer niet gebeurd.
Het dossier waar de Kamerleden dienden over te oordelen en dat zij, door het naar Cassatie te verwijzen, aan het gerecht onttrokken, was inmiddels de inzet geworden van een partijpolitiek spel.
Het gerecht kreeg voor dit onderzoek ongewone beperkingen opgelegd.
Volgens **Dirk Achten in De Standaard (Hoofdart., 22.11.96, onder de sprekende titel "Kan dit nog?")**, reageerden vele politici "met sprakeloze verbazing" op "de beschermingsoperaties rond Di Rupo", die operaties, aldus Achten, duwen "het prestige van de regering naar een dieptepunt'.
De regering-Dehaene moest op dat moment op eieren lopen om in leven te blijven, en kon zich geen twist met de PS veroorloven.
Dehaene was politiek verplicht Di Rupo te beschermen hoewel er volgens prokureur Van Oudenhove "voldoende ernstige feiten voorlagen om Di Rupo in beschuldiging te stellen".
De politiek verhinderde dit, "een schande" volgens **Van Oudenhove (De Standaard, 21.11.96**).
Door een juridische spitsvondigheid wist de Kamer wel het dossier maar niet de man Di Rupo, naar Cassatie (dat over ministers in funktie dient te oordelen) te verwijzen, zodat Di Rupo buiten schot bleef.
Deze formule, die leidde tot een feitelijke seponering, werd in de toenmalige CVP doorgedrukt door Dehaene. Hij hield staande dat het dit was, of een regeringscrisis en nieuwe verkiezingen.
Door een "bruut machtsspel" (**De Standaard, 14.12.96**) **werd Di Rupo door de politiek, tegen de mening van het gerecht in,** witgewassen van pedofiele en derhalve strafbare seks.
Busquin verdedigde dit met te zeggen dat het "privé-leven" van politici niemands zaken zijn, en vergat het te hebben over misdadige pedofiele toestanden (**De Standaard, 19.11.96**). Tot degenen die

participeerden in de witwasoperatie behoorden **de toen jonge CVP'ers Tony van Parys en Jo Vandeurzen**.
De wet, die dezelfde is voor Henegouwse socialisten als voor Vlaamse priesters, verbiedt seksuele contacten van meerderjarigen met jongeren.
Di Rupo heeft nooit expliciet ontkend dat dit hem was overkomen.

Volgens het parket betrof slechts één procent van de getuigenissen in de dossiers al te lichtzinnige en ongeloofwaardige verklaringen (**De Standaard, 11.12.96**).
In het Brusselse homomilieu werden vele jongeren tot lang na het seponeren van de zaak nog ondervraagd over hun contacten met Di Rupo (**Het Laatste Nieuws, 2.7.98**).

Ook kwamen dossiers naar boven uit Bergen over het leven van Di Rupo in de stad waar hij burgemeester was (**Het Laatste Nieuws, 10.7.98**), plus dossiers uit Namen uit het jaar 1996 (**De Morgen, 5.3.98**). Het Duitse weekblad **Der Stern (1.3.97**) bezorgde zijn lezers een vrijwel volledig overzicht van alle beschikbare feiten en aantijgingen.
Geheel afgezien van de strafbare feiten, wat hierover te denken? Dit schreef **Manu Ruys over Di Rupo in De Standaard van die dagen (22.11.96)**:
"De nummer twee van de regering (Di Rupo, in de regering-Dehaene is een 45-jarige man die over macht, prestige en geld beschikt, nachtelijke bars frequenteert, intieme relaties zoekt met sociaal zwakkere jongeren, en vragen naar hun leeftijd ontwijkt of niet relevant noemt.

Ook als het niet om minderjarigen gaat, blijft de politieke vraag of zo'n man als vice-premier het land en de koning kan vertegenwoordigen. Het gerecht werd in zijn eer en reputatie gekwetst. (...) Het is de regerende coalitie die verkrampt en beschaamd zijwegen opgaat om de positie van het kabinet te redden".
Wil een land door zijn keuze van de eerste minister geassocieerd worden met iemand die vluchtige seksuele kontakten onderhoudt met minderjarigen?
Iemand die in zijn vrije tijd het nachtleven van Brussel, Luik of waar dan ook, opzoekt, - iemand die, los van schuld en onschuld, in zijn privéleven politiek onaanvaardbare risico's neemt, die dus een milieu frekwenteert dat misbruik kan maken van zijn kwetsbaarheid?

Therabiol

Zelf herinner ik mij nog een lang gesprek met Walter Vaerewijck (HetLaatsteNieuws) in een gezellige kroeg in de nasleep van de Therabiol-affaire (jaren 80), toen een nationaal schandaal daarover in de kiem werd gesmoord en niemand zich nu nog die affaire voor de geest kan halen.

Ook toen al opereerden excellenties, die in het Dutroux-dossier worden genoemd, in 'speciaal beschermde' affaires, met beruchte peetvaders als Paul VandenBoeynants. toenmalige ministers en machtige partijvoorzitters.

Ik hoorde er onder meer het verhaal waarbij zijn krant hem voor een week naar het zuiden van Frankrijk stuurde voor onderzoek en om een stukje te schrijven over de spreiding en beschrijving van sommige panden in een specifieke regio.

Bij het inchecken aan de balie van het hotel[20] werd hij door een wachtende hooggeplaatste militair, in dienst van de ambassade, aangesproken, zijn identiteit gecheckt en vriendelijk, maar dringend, verzocht om opnieuw het vliegtuig op te stappen richting Brussel.

Hij kreeg ook meteen een ticket voor de terugreis.
Vol spijt vertelde hij dat hij niet eens zijn kamer voor die week had gezien.

De aanleiding van de ontmoeting met deze journalist kwam er precies na de commotie en de geheimzinnigheid rond Therabiol.

Tien jaar na de olie van Ibramco en een voormalig premier (jaren 70, Waalse co-voorzitter van de BSP), groeide deze keer een hersenspinsel van een voormalig minister van economie, weeral als een staatsbedrijf.

Ibrambo zou een Staatsmaatschappij worden, die exclusief de oliebevoorrading van ons land zou garanderen vanuit Iran.

---

[20] In precies dezelfde straat waar in 2016 tachtig dodelijke slachtoffers vielen bij een terreur-aanslag.

Omdat een en ander in verband met favoritisme nogal vlug in de pers uitlekte, kwam een onzalig einde van het megaproject en aan de politieke loopbaan van de man.

Even later – in 1980 - werd een Vlaamse co-voorzitter van de BSP in een nieuwe regering minister van economische zaken en de ambities van de partij naar een nieuw megaproject smeulden nog na.

Dit nieuwe project werd Therabiol gedoopt.

Therabiol zou een staatsmaatschappij worden, die een exclusieve verdeling van de geneesmiddelen in ons land moest waarborgen.

Zelf was ik nog jong en had ik een en ander met een ouderwetse schrijfmachine op papier heb gezet.

Tot mijn grote verbazing, nam de Standaard het stukje over als een Vrije Tribune.

De regering waar toen de minister van economische zaken een deel van uitmaakte, was een klassieke tripartiete, en het initiatief dat de minister had genomen, in navolging van het eerder mislukte megaproject, Ibramco, was niet eens bekend bij de andere regeringspartners.

Gevolg: ik werd op een dag tot in het hoofdkwartier in Brussel van de toenmalige liberale partij gebracht, waar een piepjonge ondervoorzitter, nu een ex-premier van het land, de partijtop had bijeengeroepen om te luisteren naar mijn analyse van het project, dat ik in De Standaard had beschreven.

Resultaat: enkele maanden later en nog in hetzelfde jaar is Therabiol bankroet gegaan.

Niemand heeft daar verder nog ooit iets over gehoord.

Mij verbaast het dat daar nu nergens nog sporen van te vinden zijn. De enige herinnering die mij nog rest, is dit bewaarde stukje uit De Standaard.

VRIJE TRIBUNE

Therabiol, of hoe de fiskus foppen?

De socialistische en kristelijke koöperatieven hebben een nieuwe naamloze vennootschap: Therabiol, opgericht.

De maatschappij heeft statutair tot doel: de studie, de navorsing, het ontwerpen, de analyse, het onderzoek, de farmakodynamie, de kultuur van alle stoffen, planten, gewassen, om het even welke produkten, de fabrikage, de vervaardiging, de promotie, de verkoop, de uitwisseling, het opslaan, het in voorraad houden van alle produkten die al dan niet terapeutisch, farmaceutisch, farmacologisch of profylaktisch kunnen zijn, het ontwerpen, de studie, de organizatie, het bouwen, het oprichten, de exploitatie, het beheer van alle laboratoria, onderzoekskulturen, centra voor klinische navorsingen, ziekenhuizen, verpleeginrichtingen, terapeutische centra, de organizatie, de vestiging, de exploitatie van dokterskabinetten voor raadpleging, behandeling, onderzoek en analyse, de handel in, de in- en uitvoer van alle uitrusting en apparatuur, van eterische oliën, parfums, schoonheidsprodukten, aromaterapie, alle voedingsprodukten, terapeutische middelen voor mensen, dieren en planten, zonder dat deze opsomming enige beperking inhoudt.

In het Parlement deelde minister Claes evenwel mede dat dit allemaal onjuist is.

Therabiol wil zich alleen op de homeopatie werpen en vermits die officieel niet erkend is, zal deze aktiviteit de ziekteverzekering ook niets kosten.

Doel van deze vennootschap, zo zegt de minister allhans, is ook bij te dragen tot de schepping van nieuwe gekwalificeerde betrekkingen.

Het is wel vreemd dat de socialistische voorman zich uitsloofl om in het parlement nieuwe doelstallingen bij de bestaande statuten uit te vinden, waar hij de ware bedoelingen schijnt af te liegen.

Maar Therabiol moet nu zeker sympatiek overkomen, in afwachting dat, na verloop van een zekere tijd, de hele organizatie operationeel kan worden.

Intussen zullen verkozen syndikalisten alles in het werk stellen om de bestaande geneeskundige strukturen af te bouwen. Eerst: imago bekladden («stakers zijn moordenaars»), vervolgens de bestaande strukturen opdoeken: zie het wetsvoorstel van 19 maart 1980 tot afschaffing van de Orde van Geneesheren en Apotekers.

Men zal verder de maatschappij inpeperen dat de verantwoordelijkheid voor de geneeskundige verzorging ook ligt bij de vakbonden, de ziekenfondsen, en de openbare besturen (zie kommentaar op de artikelen, Belg. senaat nr. 415, p.4 19 maart 1980).

Therabiol werd dus opgericht te Waremme (Leburton is daar burgemeester en voorzitter van de socialistische ziekenfondsen), door de Nationale Investeringsmaatschappij, door Escapo, door l'Economie Populaire, door La Maison des Mutualistes, door Les Pharmacies du Peuple en verder door 2 leden van de familie Duchateau uit Brussel, en nog door mevrouw Anne Duchateau uit Genève en door de heer François Duchateau uit Ontario, Canada.

Beheerders zijn: Yves Mikolajczak, Georges Viatour (kreeg 580 stichtersaandelen), Albert Duchateau, Marcel Heylen, Marcel Becquevort, Marc Vermeulen. De kommissaris is Willy Dumoulin.

Het maatschappelijk kapitaal werd bij de stichting in geld volstort, zodat het mogelijk werd de aandelen uit te geven: aan toonder, naamloos en overdraagbaar.

Iedere nv moet op een jaarlijkse statutaire vergadering de balans bespreken. Op die vergadering moet minstens de helft van de aandeelhouders aanwezig zijn, zoniet moet na 40 dagen een nieuwe vergadering gehouden worden, waar gelijk hoeveel aanwezige aandeelhouders geldig kan stemmen.

Nu is het zo dat gedurende een aantal jaren de twee buitenlandse Duchateaus met een zo klein mogelijk aandelenpakket op iedere tweede algemene vergadering een nummertje zullen opvoeren om de dagorde af te haspelen en de meerwaarden vast te stellen.

Dit gebeurt natuurlijk in de aanwezigheid van een notaris, zodat de wettelijkheid gewaarborgd blijft.

Na enkele jaren zal onze fiskus in de mening zijn dat Therabiol enkel door buitenlanders wordt gekontroleerd (multinationale onderneming): de naamloze aandelen zijn immers aan toonder en overdraagbaar.

Die fiskus zal deze buitenlanders natuurlijk niet gaan achternazitten tot in de heimat, en waar de andere (de echte) aandelen zitten, zal onmogelijk nog achterhaald kunnen worden vermits de fiskus slechts een paar jaren terug kan kontroleren.

Therabiol zal vanzelfsprekend wel verlieslatende succursales hebben, die omwille van de tewerkstelling moeten subsidies krijgen: dus grotere kapitaalinbreng van de NIM, d.i.: een groter maatschappelijk kapitaal, meer aandelen aan toonder, meer aandelen in de zakken en in de kluizen van ijverige beheerders.

Die aandelen brengen uiteraard ook meerwaarden op: naamloos en vanzelfsprekend volledig vrij van iedere vorm van belasting.

De wel of niet verlieslatende succursales van Therabiol dienen dan om de privé-sektor te gaan verstoren, zodat na enkele jaren Therabiol de feitelijke distributie van geneesmiddelen op zich zal kunnen nemen.

Intussen zullen wel voldoende zelfstandige apotekers ofwel failliet zijn, ofwel zeer blij om door dit politiek orgaan te kunnen worden opgeslorpt. De overblijvenden zullen dan proberen hun brood te verdienen in de parafarmacie omdat de kameraden op wetgevend gebied ook niet stil zullen gezeten hebben.

Immers, de Orde van Apotekers, die zou kunnen opkomen voor de onafhankelijke uitoefening van de artsenijbereidkunde, zal niet meer bestaan.

Onze samenleving zal een nieuw fenomeen leren kennen: de opkomst van de staatskapitalisten, zij die de schatkist melken, zonder daarop belastingen te hoeven betalen (ze bestrijden natuurlijk de fiskale fraude en de kapitaalvlucht — van anderen). Niet omwille van hun beroepskennis, maar omwille van bewezen politieke diensten, zullen zij de geneeskunst beoefenen, door middel van aangestelden, dragers van een akademisch diploma, wier loon ze dan nog willen verlagen, door hun studieduur te willen inkorten, om daardoor nog meer geld in hun eigen zaken te kunnen stoppen.

Die geneeskunst zal bovendien alleen maar dienen om de ideologie van de partij te verspreiden en als middel om de invloed uit te breiden.

Apoteker Fernand HAESBROUCK

www.ingramcontent.com/pod-product-compliance
Ingram Content Group UK Ltd.
Pitfield, Milton Keynes, MK11 3LW, UK
UKHW021654190726
13853UKWH00001B/243